Gespräche zwischen Erzieherinnen und Kindern

HALLESCHE SCHRIFTEN ZUR SPRECHWISSENSCHAFT UND PHONETIK

Herausgegeben von
Lutz Christian Anders, Ines Bose, Ursula Hirschfeld,
Eva Maria Krech, Baldur Neuber und Eberhard Stock

Band 47

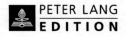

PETER LANG
EDITION

Stephanie Kurtenbach / Ines Bose
(Hrsg.)

Gespräche zwischen Erzieherinnen und Kindern

Beobachtung, Analyse, Förderung

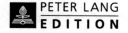

PETER LANG
EDITION

Bibliografische Information der Deutschen Nationalbibliothek
Die Deutsche Nationalbibliothek verzeichnet diese Publikation
in der Deutschen Nationalbibliografie; detaillierte bibliografische
Daten sind im Internet über http://dnb.d-nb.de abrufbar.

Gedruckt auf alterungsbeständigem,
säurefreiem Papier.

ISSN 1437-3890
ISBN 978-3-631-62923-9 (Print)
E-ISBN 978-3-653-02551-4 (E-Book)
DOI 10.3726/ 978-3-653-02551-4

© Peter Lang GmbH
Internationaler Verlag der Wissenschaften
Frankfurt am Main 2013

Dieses Buch erscheint in der Peter Lang Edition
und wurde vor Erscheinen peer reviewed.

www.peterlang.com

Inhaltsverzeichnis

Analysen zu Gesprächen zwischen Erzieherinnen und Kindern – Einführung in diesen Band

Ines Bose und Stephanie Kurtenbach, Halle (Saale)

Kind: *der ANder hund der JAGT den,//*
Erzieherin: *GENAU;/ der JAGT dem hinterHER,/*
              dann MACHT der DASS der FORTkommt;//
              GANZ SCHNELL flitzt der daVON,//
Kind: *geNAU und der ANdre hund,/ FFFFt / WEG-//*
Erzieherin: *DER rast WEG.//*
Kind: *aber dis sind kein ECHes BUCH;//*
Erzieherin: *das ist KEIN ECHtes buch,/ was isn das DANN,//*
Kind: *das is NUR n BUCH un nur- / (...) SIND keene echte HUNde.//*
Erzieherin: *das sind BILder;/ NE,//*
Kind: *BILder.//*

(T1_S_4_03.35)

Zu dieser bemerkenswerten Reflexion über die Fiktionalität von Bilderbuchgeschichten kommt ein vierjähriger Junge in einer Kindertageseinrichtung (Kita), während er gemeinsam mit der Erzieherin und zwei anderen Kindern ein Bilderbuch anschaut. Kurz zuvor hatten die Kinder mit der Erzieherin ausdrucksstark und spannungsvoll beschrieben, wie ein Hund von einem anderen gejagt wird und wie schnell er vor seinem Verfolger flüchtet (zur ausführlichen Interpretation dieses Gesprächs vgl. Bose et al. in diesem Band, Beispiel 6).

Diese kurze Passage zeigt sehr schön das Potenzial, das in alltäglichen Bilderbuchbetrachtungen steckt: Sie laden nicht nur zum Gespräch über das Geschehen im Buch ein, sondern sind auch Anlass zum Gespräch über Erfahrungen und Erlebnisse der Kinder, mitunter sogar über den Kontrast zwischen einer Geschichte und der Realität. Der Erzieherin gelingt es mit ihrer offenen, feinfühligen Haltung, die Kinder zu solchen Reflexionen anzuregen; sie greift beständig kindliche Initiativen auf und ermuntert die Kinder zu kreativen Beiträgen bis hin zum energischen Widerspruch.

1 Sprachbildung – Sprachförderung - Sprachtherapie

In diesem thematischen Sammelband werden Zwischenergebnisse aus Forschungen und Praxisprojekten zur Kommunikation zwischen frühpädgogischen Fachkräften und Kindern in Kitas vorgestellt. Der Fokus liegt dabei sowohl auf der Analyse des Gesprächsverhaltens von Erzieherinnen und Kindern als auch auf der Stärkung der Sprachbildung und -förderung im Kita-Alltag, welche einen wichtigen Aufgabenbereich der Erzieherinnen bilden:

- Bei der *Sprachbildung* handelt es sich um die so genannte ,Primärprävention' zur Verhinderung von Entwicklungsproblemen, darunter wird vor allem die Bereitstellung einer anregungsreichen Umwelt für alle Kinder verstanden. Sprachbildung ist untrennbar mit allen anderen frühpädagogischen Bildungsaufgaben verbunden. Dazu zählen alle Situationen, in denen mit Kindern bewusst, aktiv und beziehungsvoll über Erlebtes, Erfahrenes, Empfundenes und Gefühltes gesprochen wird.
- Unter *Sprachförderung* wird eine spezifische Unterstützung sprachlicher Fähigkeiten förderbedürftiger Kinder auf unterschiedlichen Sprachebenen verstanden wie zum Beispiel der reflektierte Einsatz von Korrektur- und Modelliertechniken in gezielter Kleingruppenarbeit.
- *Sprachtherapie* schließlich gehört nicht mehr zum Tätigkeitsbereich der Erzieherinnen, sie wird von speziell ausgebildeten Fachkräften durchgeführt (Logopäden und akademischen Sprachtherapeuten).
  (vgl. Albers 2009 und Kreutzer/Kurtenbach in diesem Band)

2 Aktuelle Forschungsfragen

Seit einigen Jahren unterhält das Seminar für Sprechwissenschaft und Phonetik einen engen Kontakt mit zahlreichen Praxispartnern, so mit Trägern von Kindertageseinrichtungen, darunter zum Beispiel der Eigenbetrieb der Kindertagesstätten Halle, das Diakoniewerk Mitteldeutschland und die SKV Kita dGmbH Halle, mit einzelnen Kitas, landesweiten Sprachförderprojekten und therapeutischen Einrichtungen. Zusammen mit diesen Praxispartnern werden aktuelle Forschungsfragen entwickelt:

- Wie gestalten sich Gespräche zwischen Erzieherinnen und Kindern in Kindertageseinrichtungen?
- Worin zeigt sich Gesprächsfähigkeit von Erzieherinnen?
- Gibt es typische Verhaltensweisen der Pädagoginnen und wenn ja, welchen Einfluss haben sie auf das Gesprächsverhalten der Kinder?
- Ist das, was traditionell als sprachbildend und -fördernd gilt, auch wirklich nachweisbar förderlich im Sinne einer höheren Gesprächsbeteiligung der Kinder?
- Welche Rahmenbedingungen beeinflussen die Kommunikation zwischen Erzieherinnen und Kindern?
- Wie können aus den Forschungserkenntnissen praxistaugliche Schulungsinhalte abgeleitet und im Sinne einer alltagsintegrierten Sprachbildung eingesetzt werden?
- Wie können pädagogische und therapeutische Kompetenzen miteinander vernetzt werden, damit ein frühes Erkennen und Intervenieren bei behandlungsbedürftigen Sprachstörungen im Kindergartenalter gesichert ist?

3   Gesprächskompetenz von Erzieherinnen

Aufgrund der internationalen Leistungsvergleiche (seit der ersten PISA-Studie 2000) spielen Bildung und Förderung der Teilkompetenz Sprache in den Kitas eine besondere Rolle, und die Einrichtungen stehen unter großem Leistungsdruck. Sie sind angehalten, die frühpädagogischen Fachkräfte zu professionalisieren, damit diese zur Sprachbildung und -förderung befähigt werden. Der Dialog zwischen Erzieherinnen und Kindern sowie zwischen den Kindern untereinander gilt als Motor für den Spracherwerb. Dabei sollen die Erzieherinnen ,bedeutungsvolle Gesprächsanlässe' im Sinne der kindlichen Erfahrung schaffen und den Kindern besondere Aufmerksamkeit widmen (Albers 2009 und 2011). Gemäß dem Prinzip der ,Alltagsintegrierten Sprachbildung und Sprachförderung' geht es darum, das Sprachbildungs- und -förderungspotenzial in alltäglichen Situationen zu erkennen und zu nutzen. Erzieherinnen haben die Aufgabe, Gesprächssituationen zu moderieren, die Gespräche behutsam zu leiten und zu begleiten, möglichst alle Kinder zu eigenen Äußerungen zu ermutigen, ihnen – gemäß ihrem individuellen Entwicklungsstand – Impulse und gegebenenfalls Hilfestellung zu geben (Albers 2009; Jampert et al. 2009).

Während Eltern intuitiv mit ihren Kindern interagieren und sich durch den ständigen intensiven Kontakt sensibel an deren individuellen Entwicklungsstand anpassen (vgl. z.B. Papoušek 1994), muss im Rahmen pädagogischer Kontexte persönliche Intuition ergänzt werden durch pädagogische Professionalität (vgl.

z.B. Merkel 2005; Bredel et al. 2008; Nentwing-Gesemann et al. 2011). Dazu gehört die Fähigkeit, das kommunikationsförderliche Potenzial in alltäglichen Interaktionssituationen zu erkennen und auszuschöpfen. Sprachliche Bildungswirkungen stellen sich also im Kita-Alltag nicht selbstverständlich als Ergebnis einer Intuitio) ein, sondern es bedarf einer entsprechenden Sensibilisierung oder auch Schulung der Fachkräfte. Erzieherinnen müssen eine sensitiv-responsive (Beller/Beller et al. 2007; Kurtenbach 2011; Rempsberger 2013) sprach- und kommunikationsbildende wie -fördernde Grundhaltung erwerben und sie im Kita-Alltag professionell umsetzen:

- *sensitiv*: kindliches Kommunikationsbedürfnis erkennen, abwarten, beobachten, zuhören, anpassen
- *responsiv*: zuwenden, auf Blickhöhe begeben, unterstützen, Kommunikationsimpulse aufgreifen
- *sprachlich*: imitieren und bestärken, wiederholen und erweitern, mit Fragen das Interesse des Kindes aufgreifen und zu Antworten motivieren, die Themen der Kinder fortführen.

Gefordert ist also eine professionelle Gesprächskompetenz der frühpädagogischen Fachkräfte. *Gesprächskompetenz* verorten wir erstens in der sprechwissenschaftlichen Tradition. Danach ist gesprächsfähig,

„wer in jeweils spezifischen Sprechsituationen notwendige kommunikative Handlungsentscheidungen treffen und sprechsprachlich angemessen handeln kann. Er muss in der Lage sein, situationsangemessen die Gesprächsorganisation zu regeln, das Thema zielbezogen zu bearbeiten und die Beziehung so zu gestalten, dass Verständigung erreicht werden kann." (Lepschy 2002; ähnlich Geißner 1981 und 1986).

Gesprächsfähigkeit kann jedoch nicht allein ausgeführt werden, sondern immer nur kooperativ. Grundlegend für die Bewältigung kommunikativer Aufgaben ist die Fähigkeit zur Empathie sowie zur Perspektivenübernahme. Die Gültigkeit kommunikativ kompetenten Handelns ist interpersonal und situativ zu verorten, denn

„Kompetenz entscheidet sich nicht an der Fähigkeit der Einzelnen, sondern an dem Zusammenkommen und Zusammenpassen der verschiedenen Fähigkeiten der Akteurinnen in einer aktuellen Kommunikationssituation" (Hannken-Illjes 2004, 44).

Daher verstehen wir Gesprächskompetenz zweitens im Sinne der linguistischen Gesprächsforschung (vgl. z.B. Fiehler 2002 und 2012; Becker-Mrotzek/Brünner 2004; Deppermann 2004; Meer/Spiegel 2009). Grundlegend ist hier die Kooperation als Bedingung von Interaktivität. Gesprächskompetenz wird also konsequent vom Interaktionsprozess her konzeptualisiert. Sie wird aus den grundlegenden Konstitutionsbedingungen von Interaktion abgeleitet, wie zum Beispiel der gemeinsamen Herstellung des Gespräches oder der mangelnden Prognostizierbarkeit des Gesprächsverlaufs. Gesprächskompetenz ist demnach hoch komplex und kontextbezogen, wobei zahlreiche Fähigkeiten zusammenspielen, zum Beispiel die Situations- und Partnereinschätzung, das Hörverstehen, die Planung und Realisierung angemessener Äußerungen sowie das Handlungsgeschick, sich auf den Gesprächsprozess einzulassen und ihn als Grundlage und Ausdruck der Beziehung (und Beziehungsgeschichte) zwischen den Beteiligten zu begreifen und flexibel zu gestalten.

Meng weist im Forschungsbericht über eine empirische Langzeitstudie zur alltäglichen, ungesteuerten Kommunikation von und mit Kindern im Kindergarten darauf hin, dass sprachlich-kommunikative Kompetenz zu großen Teilen ,nichtbewusstes Wissen' ist:

"Wissen also, das wir mit Selbstverständlichkeit und ohne Reflexion benutzen, aber nur mit Mühe in Worte fassen können. Derartiges Wissen wird häufig implizites, handlungspraktisches, instrumentelles oder Erfahrungswissen genannt." (Meng et al. 1991, 11ff.).

Das gilt insbesondere für kindliche Gesprächskompetenz. Frühpädagogische Fachkräfte allerdings müssen in der Lage sein, eigenes und kindliches Kommunikationsverhalten kriterienbasiert genau zu beobachten und zu reflektieren, um gezielt zu intervenieren.

Forschungsergebnisse zur Entwicklung kindlicher Gesprächskompetenz, die auf authentischen und repräsentativen Daten beruhen, liegen nach wie vor nur vereinzelt vor. Das gilt insbesondere für empirische Studien zum Kommunikationsalltag in Kindertageseinrichtungen (vgl. z.B. die kritische Einschätzung von Rehbein/Meng 2007; Guckelsberger 2008 und Kraft/Meng 2009 sowie auf dem Zweiten Leipziger Frühjahrssymposium "Sprachförderung" am 21. Juni 2013). Einigkeit besteht allerdings darin, dass Gesprächsprozesse zwischen Erzieherinnen und Kindern dann im Sinne der Förderung von kindlicher Sprach- und Kommunikationskompetenz erfolgreich sind, wenn sie

- selbstverständlich in den Kita-Alltag eingebunden sind
- häufig oder sogar regelmäßig (ritualisiert) stattfinden
- durch eine intensive Beziehung zwischen pädagogischer Fachkraft und Kind gekennzeichnet sind
- einen für das Kind bedeutungsvollen Gesprächsanlass darstellen

- einen gemeinsamen, auf ein Ziel gerichteten Aufmerksamkeitsfokus und einen kooperativen, lebendigen Austausch darüber aufweisen
- sich über mehrere Turns pro Kind erstrecken
- von einer feinfühligen Erzieherin geleitet werden, die die Kinder mit besonderer Zuwendung, Offenheit und Wertschätzung einlädt und sensitiv-responsiv ermuntert, sich an Gesprächsprozessen zu beteiligen. (vgl. stellvertretend Albers 2009, 65; Weltzien/Kebbe 2011 sowie die Diskussion auf dem bereits erwähnten Leipziger Frühjahrssymposium 2013)

4   Forschungskonzeption

In der Entwicklung der wissenschaftlichen Fragestellungen sowie Analyse-schwerpunkte und -methoden und auch bei der Ergebnisinterpretation werden mehrere Perspektiven verfolgt:

- die analytische Perspektive der empirischen Gesprächsforschung mit sprechwissenschaftlicher Schwerpunktsetzung
- die sprach- und sprechtherapeutische bzw. -beratende Perspektive mit Schwerpunktsetzung auf kindlicher Sprachentwicklung
- die trainerische Perspektive mit Schwerpunktsetzung auf Erwachsenen-bildung in Kitas.

Mit einem differenzierten mehrdimensionalen Methodendesign wird das Kommunikationsgeschehen im Kita-Alltag anhand ausgewählter Gesprächssituationen möglichst realitätsnah rekonstruiert und merkmalsbasiert erfasst. Qualitative videobasierte Beobachtungsstudien werden mit Befragungsmethoden und quantitativen Testmethoden kombiniert, um das Kommunikationsgeschehen in seiner Komplexität zu erfassen.

Zentral sind *Kommunikationsanalysen mit einem qualitativ-rekonstruktiven Forschungsparadigma*, da sie differenzierte Erkenntnisse über die sprachliche Bildungswirkung im Kita-Alltag erlauben. Hier knüpfen wir an die wenigen empirischen Studien zu authentischen Kommunikationen in Kindertageseinrichtungen an (z.B. Meng/Kraft/Nitsche 1991; Kraft/Meng 2009; Albers 2009). Das Vorgehen bei der qualitativen Untersuchung ist im Umfeld sprechwissenschaftlicher und gesprächsanalytischer Untersuchungen zur institutionellen Kommunikation angesiedelt, in denen vor allem nach Einflussfaktoren und Gelingensbedingungen erfolgreicher Kommunikation geforscht wird. Dafür wird das Ineinandergreifen von sprachlichem, parasprachlichem und nichtsprachlichem

Handeln in besonders relevanten Gesprächstypen betrachtet. Im Mittelpunkt steht immer der Gesprächsprozess. Es geht darum, welche Faktoren dazu beitragen, dass kindliche Gesprächsfähigkeiten angebahnt und gefördert werden, und über welche sprachlich-kommunikativen Fähigkeiten Erzieherinnen verfügen sollten. Außerdem wird der sprachdiagnostische Blick genutzt, um zu untersuchen, ob und wie Kinder mit sprachlichen Auffälligkeiten von Gesprächen in Kindertageseinrichtungen profitieren, ob Pädagoginnen in ihrem Gesprächshandeln ein besonderes Augenmerk auf diese Kinder richten und welche sprachlich-kommunikativen Verhaltensweisen für diese Kinder förderlich sind.

In den bisher durchgeführten (und in diesem Band vorgestellten) Analysen wurde vorrangig das Gesprächsverhalten der Erzieherinnen im Kontakt mit den Kindern untersucht. Zukünftige Analysen werden verstärkt auch das Gesprächsverhalten der Kinder untereinander (sog. Peer-Kommunikation) in den Blick nehmen. Außerdem ist in folgenden Analysen zu unterscheiden zwischen strukturellen Bedingungen bzw. Problemen der Kommunikation in der Institution Kita sowie damit verbundenen Handlungsspielräumen von Erzieherinnen und Kindern einerseits und dem individuellen Vermögen der Erzieherinnen andererseits, Gespräche angemessen und erfolgreich führen zu können. Der *Forschungsertrag* liegt darin, Situationen im Kita-Alltag mit besonderem Sprachbildungspotenzial herauszufiltern und die Bedingungen von Sprachbildung und -förderung aufzuzeigen. Die gewonnenen Erkenntnisse sollen für die Erarbeitung von Beobachtungsinstrumenten genutzt werden und in die Konzeption von Fortbildungen eingehen.

Basierend auf der Analyse des Kommunikationsalltags werden *realitätsnahe Beobachtungsinstrumente* entwickelt. Kriterien bilden beobachtbare Merkmale des kommunikativen Verhaltens, die in einem methodisch kontrollierten Prozess zu Interpretationen, Funktionszuschreibungen und Aussagen über die Wirkung des Gesagten überführt werden. Als Grundlage dienen Kataloge aus der sprechwissenschaftlichen Rhetorik und der sprachtherapeutischen Diagnostik. Es werden meist vier Ebenen der Beobachtung unterschieden: strukturell-inhaltliche Ebene (Sachbezug, z.B. Logik der Argumentation), sprachliche Ebene (Syntax, Lexiko-Semantik, Stilistik), Ebene des Sprechausdrucks (Stimmqualität, Prosodie, Phonostilistik) und Ebene des körperlichen Ausdrucks (Mimik, Gestik, Körperkontakt). Diese Kataloge werden für die Analyse der Kommunikation in Kitas weiterentwickelt und evaluiert. Der *Forschungsertrag* liegt in der passgenauen Anwendbarkeit für die Analyse authentischer Kommunikationsprozesse in Kitas sowie für die Sensibilisierung der Erzieherinnen für eigenes und kindliches Kommunikationsverhalten. Außerdem ist eine Anwendung dieser Kataloge für die sprachtherapeutische Befundung zu prüfen, insbesondere für die Diagnostik von kommunikativ-pragmatischen Störungen.

Darauf aufbauend werden *Fortbildungskonzepte für Erzieherinnen* entwickelt, erprobt und evaluiert. Ziel dieser Fortbildungen ist es, statt eines (möglicherweise vorhandenen) intuitiven Problemempfindens ein analytisches Problembewusstsein auszubilden: Die Erzieherinnen sollen um erfolgreiche wie problembehaftete Strukturen, Strategien und Verhaltensweisen wissen und ggf. Alternativen kennen lernen und ausprobieren (vgl. z.B. Lepschy 2002; Bose/Schwarze 2007 und Bose et al. 2012).

5 Zu den Beiträgen dieses Bandes

In den ersten vier Beiträgen werden zwei alltägliche Gesprächsformen in Kitas analysiert: das gemeinsame Betrachten und Besprechen von Bilderbüchern und verschiedene Formen von Gesprächskreisen.

Stephanie Kurtenbach, Ines Bose und Tabitha Thieme geben zunächst einen Einblick in das Landesmodellprojekt des Freistaates Sachsen „Sprache fördern – Erprobung und Multiplikation von Methoden der Sprachförderung" (2007-2011), in dem das sprachförderliche Gesprächsverhalten von Erzieherinnen ausgewählter Kindertagesstätten durch eine umfassende Fortbildung optimiert wurde. Wesentlicher Bestandteil der Förderrichtlinien waren regelmäßige Bilderbuchbetrachtungen von je einer Erzieherin zusammen mit zwei- und vierjährigen Kindern. Zu diesen Gesprächen wurden in ausgewählten Projekt-Kindertagesstätten Videoaufnahmen vor und nach einer Schulungsphase erhoben, um Schulungseffekte auf das Gesprächsverhalten der am Projekt beteiligten Erzieherinnen untersuchen zu können und um die Wirksamkeit der Fortbildungen zu prüfen. Für die Analyse der Videoaufnahmen wurde ein Beobachtungskatalog entwickelt, der sowohl sprachliche, para- und nichtsprachliche Kriterien enthält.

Im Fokus des Beitrags stehen Korrektur- und Modellierungstechniken der Erzieherinnen; sie werden anhand von Beispielen aus dem Videokorpus vorgestellt. Mittels qualitativer Analysen wird die Wirkung dieser Strategien innerhalb konkreter Gesprächskontexte exemplarisch untersucht. Dabei interessieren sich die Autorinnen vor allem dafür, wie diese als sprachförderlich geltenden Strategien der Erzieherinnen interaktiv in den Gesprächsprozess eingebunden werden und welche Wirkungen sie im konkreten Kontext auf das sprachliche Verhalten der Kinder auslösen. Aus den untersuchten Gesprächspassagen wird deutlich, dass sich Sprachlehrstrategien im Gesprächsprozess immer nur dann als förderlich erweisen, wenn sie in einen für die Kinder bedeutungsvollen Kontext eingebettet sind und sich an ihrem aktuellen Interesse oder ihren Erfahrungen orientieren. Dann können die Kinder zu eigenen kohärenten Äußerungsproduktionen angeregt werden. Die Autorinnen schlussfolgern, dass Fortbildungen mit frühpädagogischen Fachkräften immer auf der Basis einer Sensibilisierung für eigenes und fremdes Kommunikationsverhalten geplant werden sollten. Die Videoreflexion mit der Kamera bietet hierfür einen idealen Einstieg. Erst in einem zweiten Schritt, nachdem das eigene kommunikative Handeln in konkreten Gesprächskontexten mit den Kindern reflektiert werden konnte, sollte es darum gehen, Sprachlehrstrategien ganz gezielt in konkreten Gesprächskontexten zu trainieren.

Michaela Kupietz resümiert die Ergebnisse des Prä-Post-Vergleichs im beschriebenen Projekt, der anhand von ausgewählten sprachlichen Kennzeichen zur Berücksichtigung kindlicher Initiativen Effekte der Erzieherinnen-Schulung zur Sprachförderung untersucht. Berücksichtigt wurden im genannten Videokorpus sowohl ausgewählte Merkmale des Gesprächsverhaltens der Erzieherinnen als auch sprachliche Fähigkeiten der Kinder.

Die Autorin kommt zu dem Ergebnis, dass die Fortbildung einen positiven Effekt auf das Gesprächsverhalten der Pädagoginnen zeigt. Bereits vor der Schulung habe ihnen ein intuitives Sprachförderverhalten bescheinigt werden können. Durch die Schulung hätten sie ihre Sprachförderkompetenz noch erweitern können, zum Beispiel hinsichtlich folgender Kennzeichen: Reduzierung der Redeanteile der Erzieherin, Anstieg von Häufigkeit und Umfangs kindlicher Redeteile, Abnahme von Unterbrechungen, Anstieg des Aufgreifens kindlicher Initiativen (z.B. Übernahme von Themen) und des Einsatzes von Sprachlehrstrategien (z.B. Wiederholen kindlicher Äußerungen in sprachlich angemessener Form, Bestätigen kindlicher Äußerungen).

Ebenfalls anhand der Gespräche zu einem Bilderbuch thematisieren *Ines Bose, Stephanie Kurtenbach und Sophie Nixdorf* den Einfluss des Sprechausdrucks. Sie stellen fest, dass sprachförderliches Verhalten vor allem gegenüber sehr jungen Kindern nicht auf sprachliche Kriterien reduziert werden kann, sondern dass sich darüber hinaus auch der Sprech- und Körperausdruck der pädagogischen Fachkräfte förderlich auf die Kommunikation mit den Kindern auswirken können. In Gesprächsanalysen zum Post-Korpus (nach der Schulung) wurde untersucht, inwieweit die Erzieherinnen kindliche Sprechausdrucksgestaltungen berücksichtigen und mittels eigener Ausdrucksformen bestimmte Reaktionen bei den Kindern auslösen.

Die vorgestellten Beispiele zeigen, dass die Erzieherinnen den Sprechausdruck unter anderem nutzen, um das Interesse der Kinder beim gemeinsamen Ansehen des Bilderbuches zu wecken und eine vertrauensvolle Gesprächssituation zu schaffen, aber auch um Figuren aus dem Buch zu animieren und Ereignisse zu demonstrieren oder zu illustrieren sowie um die Gespräche zu strukturieren. Gegenseitiges Imitieren oder Modifizieren expressiver Sprechausdrucksgestaltungen erzeugt emotionale Nähe und es wird Gemeinsamkeit demonstriert. Dadurch kann eine Gesprächsatmosphäre etabliert werden, in der die Kinder zum Sprechen und Reflektieren über das Buch sowie zum Spielen mit sprachlichen, para- und nichtsprachlichen Formen ermuntert werden. Voraussetzung für diesen kommunikationsförderlichen Effekt ist nach den Analysen der Autorinnen, dass die Erzieherinnen flexibel, also variantenreich, situations- und partnerbezogen, agieren und sich eng an den sprachlichen, para- und nichtsprachlichen Impulsen der Kinder orientieren, aber selbst Gesprächsimpulse zur gemeinsamen Verfertigung einer Geschichte liefern und also das Gespräch sensitiv-responsiv leiten.

Stephanie Kurtenbach, Ines Bose, Elena Koch und Hannah Kreft widmen sich einer anderen Gesprächsform im Kindergartenalltag, dem Gesprächskreis. Er findet in vielen Kindertagesstätten statt, mit einer Vielzahl an Bezeichnungen und Funktionen, und er gilt im Kita-Alltag als herausragendes Moment, um Sprache anzuregen und Sprechfreude zu unterstützen.

Die Autorinnen stellen zunächst eine Befragung von 72 pädagogischen Fachkräften aus Kindertagesstätten der Stadt Halle zu ihren Erfahrungen mit dem Gesprächskreis als sprachfördernde Situation vor. Gesprächskreise finden nach Aussage der Befragten vor allem als tägliche Morgenkreise statt und werden überwiegend positiv bewertet, sie seien bei den Kindern beliebt. Das Sprachförderpotenzial des Gesprächskreises wurde als hoch eingeschätzt: Die Kinder würden lernen, sich mitzuteilen, würden die Freude am gemeinsamen Erzählen entdecken, sprachliche wie soziale Kompetenzen sowie das Selbstbewusstsein würden gestärkt. Die Erzieherinnen wünschten sich aber kleinere Gruppen und mehr Personal für die Durchführung von Gesprächskreisen. Außerdem war das Interesse an Fachinformationen zum Gesprächskreis sehr hoch, denn die Pädagoginnen schätzten die eigene Verantwortung für das Gelingen als sehr hoch ein.

Des Weiteren stellen die Autorinnen eine Videodokumentation von insgesamt sieben Gesprächskreisen in fünf hallesschen Kindertagesstätten vor, anhand derer die Ergebnisse der Fragebogenerhebung mit realen Gesprächskreis-Situationen im Kindergarten exemplarisch verglichen werden können. Neben einigen Gemeinsamkeiten zur Befragung (vor allem hinsichtlich struktureller Kriterien wie Setting, Raum, Häufigkeit, Bezeichnungen, Inhalte oder Einsatz von Gesprächsregeln) fallen starke Divergenzen auf: Während aus der Befragung hervorging, dass den Erzieherinnen vor allem die Aktivitäten und die Teilhabe der Kinder wichtig ist, zeigte sich in den analysierten Gesprächen, dass es vor allem die Fachkräfte sind, welche Themen vorschreiben, das Rederecht vergeben, Nebengespräche zwischen den Kindern unterbinden und den Großteil der Redezeit einnehmen. Nach den Erkenntnissen der Autorinnen ist demzufolge das kommunikationsförderliche Potenzial von Gesprächskreisen kritisch zu hinterfragen.

Abschließend wird diskutiert, wie sich die Wünsche, Vorsätze und Leitgedanken der Erzieherinnen besser realisieren lassen und welche institutionellen Rahmenbedingungen dafür nötig sind.

Gegenstand des Beitrags von *Sophie Koch* ist die interkulturell-kommunikative Kompetenz von Erzieherinnen in Kindertagesstätten für die Arbeit mit Kindern sowie deren Familien mit Migrationshintergrund. Die Autorin hat im Rahmen ihrer Dissertation eine umfangreiche Fragebogenerhebung mit 57 Erzieherinnen aus sechs Berliner Kitas durchgeführt. Gefragt wurde, was die Befragten über die Themen Sprachförderung und kindliche Zwei-/Mehrsprachigkeit wissen, für wie relevant sie diese Themen bezogen auf ihren Arbeitsalltag halten und wie groß ihr Interesse an entsprechenden Fortbildungen ist. Die Autorin kommt zu dem Ergebnis, dass die meisten Erzieherinnen nur eingeschränkte Kenntnisse in den Bereichen Sprachentwicklung, Sprachauffälligkeiten und Sprachförderung aufweisen, vor allem aber hinsichtlich der kindlichen Zwei-/Mehrsprachigkeit und der interkulturellen Kompetenz. Gegenüber verschiedenen Migrantengruppen würden Stereotype und Vorurteile existieren, bei zwei-/mehrsprachig aufwachsenden Kindern würden von vornherein Sprach- oder Entwicklungsdefizite erwartet. Die befragten Erzieherinnen formulierten ein deutliches Interesse an entsprechenden Fortbildungen, nach den Recherchen der Autorin gibt aber wenig einschlägige Angebote.

Darüber hinaus hat die Autorin aktuelle Inhalte der Erzieherinnen-Ausbildungen in den Bereichen Sprachförderung und Mehrsprachigkeit deutschlandweit exemplarisch für einige Ausbildungseinrichtungen ermittelt. Hier kommt sie zu dem Ergebnis, dass sich die jeweiligen Ausbildungsstätten sehr voneinander unterscheiden; innerhalb eines Bundeslandes, einer Stadt und sogar eines Stadtbezirks variieren die Ausbildungsinhalte stark. Allerdings zeigt Kochs Untersuchung, dass die meisten Ausbildungsstätten keine eigenständigen und thematisch ausgewiesenen Veranstaltungen zur interkulturellen Kompetenz anbieten.

Die beiden folgenden Beiträge des Bandes untersuchen die Aussagekraft und Wirkung des Sprachstandserhebungs- und Förderprogramms Delfin 4 („Diagnostik, Elternarbeit und Förderung der Sprachkompetenz 4-Jähriger in Nordrhein-Westfalen"). Dieses Verfahren wurde in Sachsen-Anhalt von 2010 bis 2012 flächendeckend und verpflichtend in allen Kitas durchgeführt, obwohl es zahlreiche kritische Betrachtungen von sprachtherapeutischen Verbänden und Erzieherinnen gegeben hatte. Die Erzieherinnen waren beauftragt, die Kinder zu testen, die zwei Jahre vor der Einschulung stehen. Ziel war es, diejenigen Kinder herauszufiltern, deren Sprachentwicklung nicht altersgemäß entwickelt ist, und sie mit Hilfe der Delfin 4- Förderrichtlinien in ihrer Sprachentwicklung zu unterstützen.

Konstantin Espig stellt eine Untersuchung zur Tauglichkeit der Sprachstandserhebung mit dem Screeningverfahren Delfin 4 vor. Um Zweifel der beteiligten Erzieherinnen an der Tauglichkeit des Verfahrens zu überprüfen, wurden in Kooperation mit sechs Kindertagestätten 23 Kinder zusätzlich mit dem Sprachentwicklungstest für drei- bis fünfjährige Kinder, kurz SETK 3-5, überprüft. Die Ergebnisse der vergleichenden Testung bestätigten die Zweifel der Erzieherinnen: Offensichtlich bleiben zahlreiche Kinder mit Förderbedarf bei der Sprachstandserhebung mit Delfin 4 unentdeckt. Der Autor plädiert stattdessen dafür, dass die Erzieherinnen über eine längere Zeit die sprachliche Entwicklung der Kinder sensitiv und kritisch beobachten, wie es die Deutsche Gesellschaft für Sprachheilpädagogik (dgs) und der Deutsche Bundesverband der akademischen Sprachtherapeuten (dbs) vorschlagen. In enger Kooperation mit Sprachtherapeuten sollte sich dann gegebenenfalls eine zielgerichtete und effiziente Sprachförderung anschließen. Kinder, die keine Kindertageseinrichtung besuchen, sollten an einer verpflichtenden Sprachstandserhebung teilnehmen.

Simone Gräfe hat 79 Kindergärtnerinnen in Halle mit Hilfe eines Fragebogens darüber befragt, welche Erfahrungen sie mit dem Screeningverfahren Delfin 4 gemacht haben und wie sie die Durchführbarkeit und Aussagekraft des Tests einschätzen. Die Ergebnisse der Befragung konnten aufzeigen, welche Probleme innerhalb der Arbeit mit Delfin 4 in Sachsen-Anhalt bestanden haben. Etwa die Hälfte der befragten Erzieherinnen zeigte sich mit Delfin 4 zufrieden und fühlte sich durch Schulungen gut auf die Testungen vorbereitet. Knapp 50 % der Befragten signalisierten allerdings besonders im Bereich der Förderung große Unsicherheiten und wünschten sich mehr Unterstützung durch sprachtherapeutische Fachkräfte. Sehr viele Erzieherinnen bezweifelten die Aussagekraft des Tests: Viele Kinder würden den Test bestehen, obwohl sie nach Einschätzung der Erzieherinnen eindeutige Defizite in der sprachlichen Entwicklung aufweisen. Die Autorin stellt abschließend die Notwendigkeit eines Sprachstandserhebungsverfahren wie Delfin 4 in Kindergärten generell in Frage.

Abschließend berichten *Franziska Kreutzer und Stephanie Kurtenbach* über die mehrjährige erfolgreiche Kooperation zwischen dem Eigenbetrieb Kindertagesstätten der Stadt Halle und dem Seminar für Sprechwissenschaft und Phonetik zum Thema Sprachbildung und Sprachförderung in Kindertagesstätten. In dieser Kooperation werden sowohl Analysen zur alltäglichen Kommunikation in Kindertagesstätten durchgeführt als auch Schulungen für Erzieherinnen konzipiert und evaluiert. Darüber hinaus werden in diesem Beitrag einige Mythen und Legenden um das Thema Sprachförderung im Elementarbereich entzaubert und Anforderungen an Konzepte zur Professionalisierung von pädagogischen Fachkräften diskutiert.

Die Autorinnen ziehen Bilanz der gemeinsamen Erfahrungen aus den letzten Jahren. Aus ihrer Sicht sind die größten Herausforderungen für die Pädagoginnen die Umsetzung der erlernten Sprachförderstrategien im Kita-Alltag und das intensive Reflektieren des eigenen kommunikativen Verhaltens. Pädagogische Reflexion und erfolgreiche Übung würden nur durch eine intensive Begleitung der Erzieherinnen im Alltagsgeschehen ermöglicht.

6   Literaturverzeichnis

Albers, Timm (2009): Sprache und Interaktion im Kindergarten. Eine quantitativ-qualitative Analyse der sprachlichen und kommunikativen Kompetenzen von drei- bis sechsjährigen Kindern. Verlag Julius Klinkhardt Bad Heilbrunn.

Albers, Timm (2011): Sag mal! Krippe, Kindergarten und Familie: Sprachförderung im Alltag. Beltz Verlag Weinheim, Basel.

Becker-Mrotzek, Michael / Brünner, Gisela (Hg.) (2004): Analyse und Vermittlung von Gesprächskompetenz. Peter Lang Verlag Frankfurt a. M., 113-135.

Beller, Kuno / Beller, Simone / Mertens, Hans / Preissing, Christa (2007): Abschlussbericht des Projekts. Erzieherqualifikation zur Erhöhung des sprachlichen Anregungsniveaus in Tageseinrichtungen für Kinder. Eine Interventionsstudie. Berlin.
<http://www.beller-und-beller.de/ESIA-Abschlussbericht-05-2007-2.pdf> (14.02.2011)

Beller, Kuno / Merkens, Hans / Preissing, Christa / Beller, Simone (2007): Abschlussbericht des Projekts: Erzieherqualifizierung zur Erhöhung des sprachlichen Anregungsniveaus in Tagesein-richtungen für Kinder – eine Interventionsstudie.
<http://www.beller-und-beller.de/ESIA-Abschlussbericht-05-2007-2.pdf> (1.9.2010)

Bose, Ines / Bößhenz, Katja / Pietschmann, Judith / Rothe, Ingmar (2012): „ °hh hh° also von KUNdenfreundlich halt ich da nIcht viel bei ihnen; " – Analyse und Optimierung von Callcenterkommunikation am Beispiel von telefonischen Reklamationsgesprächen. In: Gesprächsforschung - Online-Zeitschrift zur verbalen Interaktion (ISSN 1617-1837). Ausgabe 12, 143-195. <www.gespraechsforschung-ozs.de>

Bose, Ines / Schwarze, Cordula (2007): Lernziel Gesprächsfähigkeit im Fremdsprachenunterricht Deutsch. In: Zs. f. interkulturellen Fremdsprachenunterricht 12:2. (Hg.: Hirschfeld, Ursula / Reinke, Kerstin). München, Berlin. (29 Seiten). <http://zif.spz.tu-darmstadt.de/>

Bredel, Ursula / Ehlich, Konrad / Falk, Simone / Guckelsberger, Susanne / Kemp, Robert F. / Komor, Anna / Reich, Hans H. / Trautmann, Caroline (2008): Desiderate der Forschung zur kindlichen Sprachaneignung. In: Ehlich, Konrad / Bredel, Ursula / Reich, Hans H. (Hg.): Referenzrahmen zur altersspezifischen Sprachaneignung. (= Bildungsforschung, Band 29/II; hgg. vom BMBF). Bonn, Berlin, 255-270.

Deppermann, Arnulf (2004): ‚Gesprächskompetenz' – Probleme und Herausfor derungen eines möglichen Begriffs. In: Becker-Mrotzek, Michael und Brünner, Gisela. (Hrsg.):

Analyse und Vermittlung von Gesprächskompetenz. Peter Lang Verlag Frankfurt a. M., 15-27.

Fiehler, Reinhard (2002): Entwicklung von Gesprächsfähigkeit(en). In: Strohner, Hans / Brose, Roselore (Hg.): Kommunikationsoptimierung – verständlicher – instruktiver – überzeugender. Stauffenburg Linguistik Tübingen, 31-44.

Fiehler, Reinhard (2012): Woher weiß der Kommunikationstrainer, wie man es besser macht? Bewertungen und Normen in berufsbezogenen Kommunikationstrainings. In: Günthner, Susanne / Imo, Wolfgang /Meer, Dorothee (Hg.): Kommunikation und Öffentlichkeit. Sprachwissenschaftliche Potenziale zwischen Empirie und Norm. De Gruyter Verlag Berlin / New York, 249-265.

Geißner, Hellmut (1981): Sprechwissenschaft. Theorie der mündlichen Kommunikation. Scriptor Verlag Königstein/Ts.

Geißner, Hellmut (1986): Rhetorik und politische Bildung. (3. Aufl.). Scriptor Verlag Frankfurt a. M.

Hannken-Illjes, Kati (2004): Gute Gründe geben. Ein sprechwissenschaftliches Modell argumentativer Kompetenz und seine didaktischen und methodischen Implikationen. Peter Lang Verlag Frankfurt a. M.

Jampert, Katrin / Zehnbauer, Anne / Sens, Petra / Leuckefeld, Kerstin / Maier, Mechthild (Hg.) (2009): Kinder-Sprache stärken. Sprachliche Förderung in der Kita: das Praxismaterial. Verlag das Netz Weimar, Berlin.

Kraft, Barbara / Meng, Katharina (2009): Gespräche im Kindergarten. Dokumente einer Längsschnittbeobachtung in Berlin-Prenzlauer Berg 1980-1983. (=Arbeitspapiere des IDS amades 35). Eigenverlag Institut für deutsche Sprache Mannheim.

Kurtenbach, Stephanie (2011): Im Dialog mit kleinen Kindern – wie viel mehr als nur sprechen. Ein Plädoyer für die Entwicklung von Förderkonzepten der frühen Kommunikation im Krippenalter. In: Bose, Ines / Neuber, Baldur (Hg.): Interpersonelle Kommunikation: Analyse und Optimierung (HSSP 39). Peter Lang Frankfurt a. M., 149-155.

Lepschy, Annette (2002): Lehr- und Lernmethoden zur Entwicklung von Gesprächsfähigkeit. In: Brünner, Gisela / Fiehler, Reinhard / Kindt, Walther (Hg.): Angewandte Diskursforschung. Bd. 2: Methoden und Arbeitsbereiche. Verlag für Gesprächsforschung Radolfzell, 50-71.

Meer, Dorothee / Spiegel, Carmen (Hg.) (2009): Kommunikationstrainings im Beruf. Erfahrungen mit gesprächsanalytisch fundierten Fortbildungskonzepten. Verlag für Gesprächsforschung Radolfzell.

Meng, Katharina /Kraft, Barbara / Nitsche, Ulla (1991): Kommunikation im Kindergarten. Studien zur Aneignung der kommunikativen Kompetenz (= Sprache und Gespräch Bd. 22). Akademie Verlag Berlin (DDR).

Merkel, Johannes (2005): Warum das Pferd von hinten aufzäumen? Grundsätze zur Sprachförderung im Elementarbereich, insbesondere von Kindern mit anderer Muttersprache. In: Textor, Martin R. (Hg.): Kindergartenpädagogik. <http://www.kindergartenpaedagogik.de/1296.html> (09.08.2012)

Nentwing-Gesemann, Iris / Fröhlich-Gildhoff, Klaus / Harms, Henriette / Richter, Sandra (2011): Professionelle Haltung – Identität der Fachkraft für die Arbeit mit Kindern in den ersten drei Lebensjahren. Expertise des Deutschen Jugendinstitutes im Rahmen der WiFF-Weiterbildungsinitiative Frühpädagogische Fachkräfte. Heinrich Druck und Medien GmbH, Frankfurt a. M.

Papoušek, Mechthild (1994): Vom ersten Schrei zum ersten Wort: Anfänge der Sprachentwicklung in der vorsprachlichen Kommunikation. Huber Verlag Bern.

Rehbein, Jochen / Meng, Katharina (2007): Kindliche Kommunikation als Gegenstand sprachwissenschaftlicher Forschung. In: Meng, Katharina / Rehbein, Jochen (Hg.): Kindliche Kommunikation – einsprachig und mehrsprachig. Waxmann Verlag Münster, 1-39.

Weltzien, Dörte / Kebbe, Anne (2011): Handbuch Gesprächsführung in der Kita. Herder Verlag Freiburg u.a.

Danksagung

Wir danken dem Deutschen Bundesverband Klinischer Sprechwissenschaftler (DBKS) e.V. für die finanzielle Unterstützung dieses Bandes. Der DBKS e.V. berät Studierende bzw. Absolventen des Bachelor- und Master-Studiengangs und des ehemaligen Diplomstudiengangs Sprechwissenschaft und Phonetik der Martin-Luther-Universität Halle-Wittenberg in berufspraktischen wie wissenschaftlichen Fragen. Darüber hinaus fungiert er in vielen klinisch-therapeutischen Forschungsprojekten als Praxispartner des Seminars für Sprechwissenschaft und Phonetik.

Formale Anmerkung

In diesem Band wird für die Bezeichnung Kindertagesstätte durchgängig die gebräuchliche Abkürzung „Kita" verwendet. Die dort beschäftigten Erzieherinnen und Erzieher werden durchgängig als Erzieherinnen und Pädagoginnen bezeichnet, wobei die männlichen Vertreter des Berufs selbstverständlich mitgemeint sind.

Gemeinsam ein Bilderbuch anschauen.
Untersuchung zum Gesprächsverhalten von Erzieherinnen

Stephanie Kurtenbach, Ines Bose und Tabitha Thieme, Halle (Saale)

Nahezu täglich begeben sich Erzieherinnen mit Kindern in eine gemütliche Ecke des Kindergartens und sehen gemeinsam Bilderbücher an. Diese Form des kommunikativen Miteinanders ist eine ganz besondere, da sie vielerlei Möglichkeiten bietet, Vorschulkinder in ihrer Sprachentwicklung zu unterstützen und zu fördern.

„Literale Erfahrungen ermöglichen den Kindern ein größeres Repertoire an Wortschatz, an Ausdrucksmöglichkeiten, an Weltverständnis, an Wissenserwerb und vergrößern die Fähigkeit, Zusammenhänge und Verbindungen herzustellen und die eigene Lebenswelt in diese Erfahrungen zu integrieren" (Seidl 2008, 7).

Dieser Beitrag gibt einen Einblick in ein Sprachförderprojekt, in welchem neben einer alltagsintegrierten Sprachbildung (im Projekt als alltagsintegrierte Sprachförderung bezeichnet) das regelmäßige gemeinsame Anschauen von Bilderbüchern mit Kindern einen wesentlichen Bestandteil der Förderrichtlinien bildete. Es handelt sich um das Landesmodellprojekt „Sprache fördern – Erprobung und Multiplikation von Methoden der Sprachförderung" des Freistaates Sachsen. Die inhaltliche Konzeption dieses Projekts wie auch die Evaluierung wurden durch die Sprechwissenschaft unterstützt (Kurtenbach 2011). Der Kommunikationsalltag in mehreren Kindergärten wurde beobachtet und eine intensive Qualifizierungsmaßnahme für Erzieherinnen zum Thema Sprachbildung und -förderung wurde durchgeführt und evaluiert. Die Schulungen umfassten Seminare, Praxisaufträge für die Erzieherinnen, Praxisbesuche und Hospitationen in den Einrichtungen sowie Coachings für die Kita-Leitungen. Vor Ort wurden die Erzieherinnen fachlich beraten und begleitet, um einen Transfer in den Arbeitsalltag zu gewährleisten (Abschlussbericht des BBW 2011, 15). Die Seminare zum Thema „Sprachförderung" fanden im Zeitraum von August 2009 bis März 2010 statt.

Um Schulungseffekte auf das Gesprächsverhalten der am Projekt teilnehmenden Erzieherinnen zu untersuchen, hat Tabitha Thieme Videoaufnahmen in ausgewählten Projekt-Kindertagesstätten in speziellen Fördersituationen vor und nach der Schulungsphase erhoben (2009 und 2010). In ihrer Diplomarbeit hat sie zunächst sprachförderliche versus -hemmende Merkmale des Gesprächsverhaltens der Erzieherinnen beim gemeinsamen Bilderbuch-Anschauen vor den Fortbildungen quantitativ analysiert (Thieme 2011). Dafür wurde ein Beobachtungskatalog entwickelt, der sowohl sprachliche, para- und nichtsprachliche Kriterien enthält.

Im Fokus des vorliegenden Beitrags stehen sprachliche Kriterien des Katalogs, die im genannten Projekt als sprachförderlich bewertet wurden. Mittels qualitativer Analysen wurde die Wirkung dieser Strategien der Erzieherinnen innerhalb konkreter Gesprächskontexte exemplarisch untersucht.

Analysen zu parasprachlichen Merkmalen der Gespräche zwischen Erzieherinnen und Kindern werden im Beitrag von Bose / Kurtenbach / Nixdorf (in diesem Band) vorgestellt. Im Beitrag von Kupietz (in diesem Band) wird die Wirksamkeit der Schulung auf das Gesprächsverhalten der Erzieherinnen anhand eines Prä-Post-Vergleichs quantitativ untersucht.

1 Landesmodellprojekt „Sprache fördern" des Freistaates Sachsen

Der Freistaat Sachsen initiierte das Landesmodellprojekt „Sprache fördern – Erprobung und Multiplikation von Methoden der Sprachförderung" im Oktober 2007. Unter der Trägerschaft des Berufsbildungswerks für Hör- und Sprachgeschädigte gGmbH Leipzig (im Folgenden BBW Leipzig) wurde es bis September 2011 durchgeführt. Das Hauptziel bestand in der Optimierung der sprachlichen Handlungskompetenzen der am Projekt beteiligten Erzieherinnen. Hierfür wurde eine umfassende Fortbildungsreihe für Erzieherinnen ausgewählter Kindertagesstätten konzipiert, durchgeführt und evaluiert (Abschlussbericht des BBW 2011, 12). Die Schulungen umfassten fünf Module und zielten auf

- die Festigung und Vertiefung des Fachwissens der Erzieherinnen unter anderem zu Grundlagen und Dokumentation des kindlichen Spracherwerbs, Sprachförderung und Mehrsprachigkeit (Wissensebene)
- eine kritische Auseinandersetzung mit der eigenen Einstellung zu einem sprachförderlichen Handeln und dem sprachlichem Vorbild (Einstellungsebene)
- eine sichtbare Verhaltensänderung (beobachtbare Handlungsebene).

Die Leitung des Projekts lag bei Ulrike Kopinke, Lissy Rinneberg-Schmidt und Dr. Ute Schräpler. Die Evaluation der Schulung stand unter der wissenschaftlichen Leitung von Prof. Dr. Hannelore Grimm (Heidelberg) und dem Bielefelder Institut für frühkindliche Entwicklung, vertreten durch Dr. Maren Aktas. Näheres über das Projekt lässt sich bei Thieme (2011) sowie im Abschlussbericht des BBW Leipzig (2011) nachlesen.

Der Blick in die Forschungslandschaft im Bereich Sprachförderung im Vorschulalter zeigt eine Vielzahl von Sprachförderprogrammen (vgl. stellvertretend Jampert et al. 2007). Es gibt jedoch wenige fundierte Untersuchungen und Evaluationen zu diesen Maßnahmen und Konzepten. Die bei Thieme (2011) beschriebenen Landesmodellprojekte (u.a. „Schwerpunkt Sprache" aus Hessen oder „Sprachliche Förderung in der Kita" des DJI 2008) verfolgen zwar das Ziel, die Wirksamkeit von Sprachförderprogrammen zu untersuchen; der Fokus liegt jedoch meistens auf den sprachlichen Leistungen und Fähigkeiten der *Kinder*. Dagegen wurden im Projekt „Sprache fördern" des BBW Leipzig in einem Prä-Post-Vergleich (vor und nach entsprechenden Schulungen) sowohl die sprachlich-kommunikative Veränderung der Kinder als auch die Sprachförderkompetenzen der *Erzieherinnen* untersucht. Das Landesmodellprojekt „Sprache fördern" setzt demnach dort an, wo die Sprachbildung der Kinder beginnt: am sprachlichen Vorbild, dem Modell, das die Erzieherinnen vorgeben und verkörpern. Wichtiges Ziel war es, die Erzieherinnen „in ihrer Überzeugung zu stärken, dass ihr eigenes Sprachvorbild eine entscheidende Wirkvariable für die sprachliche Entwicklung der Kinder darstellt." (Abschlussbericht 2011, 10).

Als spezifische Fördersituation wurde das sog. ‚Dialogische Lesen' ausgewählt, bei dem Bücher als Sprechanlass genutzt werden, um mit den Kindern ins Gespräch zu kommen. Mehrmals in der Woche trafen sich die Erzieherinnen deshalb mit einer kleinen Gruppe förderbedürftiger Kinder. Das dialogische Lesen gilt als effektive Methode der Sprachförderung, „weil im dialogischen Austausch gut neue Wörter eingeführt werden können, dem Kind grammatische Strukturen angeboten und fehlerhafte Äußerungen in verbesserter Form zurückgegeben werden. Im optimalen Fall wird das Kind dazu angeregt und befähigt, seine grammatischen Fähigkeiten zu verbessern und sich sprachlich kompetenter zu äußern." (Abschlussbericht 2011, 29, mit Verweis auf Grimm 2003). Das dialogische Lesen wurde in den üblichen Tagesablauf integriert, es fand über den Projektzeitraum hinweg immer in Kleingruppen statt. Die förderbedürftigen Kinder konnten wählen, wie lange sie sich am Buchanschauen beteiligen wollten. Die Erzieherinnen sollten sich mit eigenen Gesprächsbeiträgen zurückhalten, um den Kindern Gelegenheit zu sprachlichen Äußerungen zu geben. Sie sollten die kindlichen Äußerungen aufgreifen, bestätigen und erweitern, mit Bezug auf van Kleeck (sog. optimaler Input, vgl. 2003) zu 70 % als Anpassung an den kindlichen Entwicklungsstand und zu 30 % auf einem höheren sprachlichen Niveau. Außerdem sollten die Erzieherinnen, ansetzend an den Interessen der Kinder, spezielle Sprachlehrstrategien einsetzen (ausführlich dazu Abschlussbericht 2011, 10f.).

Für die Evaluierung dieser spezifischen Fördersituation wurden 11 Erzieherinnen ausgewählt und mit ihrer Zustimmung zu zwei Zeitpunkten beim Betrachten eines bestimmten Bilderbuchs („Frühlingswimmelbuch" von Rotraud Susanne Berner) mit einer Kleingruppe von Kindern gefilmt, einmal vor der Fortbildungsreihe und einmal danach.

2 Videokorpus

Das sächsische Landesjugendamt hatte sechs Modelleinrichtungen ausgewählt, die sich durch Größe und Trägerschaft unterscheiden und sowohl in ländlichen als auch in städtischen Regionen liegen. Die zu filmenden Erzieherinnen waren von der Leitung des Projekts „Sprache fördern" per Zufallsprinzip bestimmt worden, um ein breites Spektrum individueller Motivationen, Kompetenzen und Interessen einzuschließen. Einige Erzieherinnen waren in ihrem Berufsalltag ausschließlich mit der Betreuung von Kleinkindern (0 – 3 Jahre) betraut, andere wiederum arbeiteten nur in Gruppen mit den älteren Vorschul- oder Hortkindern (ab 3 Jahre). Das bedeutet, dass sich Kinder und Erzieherinnen in der Aufnahmesituation teilweise nur vom Sehen kannten. Jede Erzieherin wurde jedoch in der Untersuchungssituation mit beiden Altersgruppen (2,0 – 2,11 und 4,0 – 4,11 Jahre) konfrontiert. Somit entstanden für alle Beteiligten gewohnte wie eher ungewohnte Gesprächssituationen.

Jede Erzieherin wurde jeweils in einem Gespräch mit zweijährigen Kindern und in einem mit vierjährigen Kindern gefilmt. In jeder Aufnahme betrachtet und bespricht die Erzieherin das Frühlingswimmelbuch zusammen mit drei Kindern in einem separaten Raum bzw. einer ruhigen Ecke des Gruppenraumes.

Das Gesamtkorpus besteht aus zwei Teilkorpora:

- dem Teilkorpus 2009 vor der Schulung (erstellt in der Zeit vom 23. März bis 3. April 2009): 22 Gespräche, Gesamtdauer sechs Stunden – sog. Prä-Korpus
- dem Teilkorpus 2010 nach der Schulung (erstellt in der Zeit vom 29. März bis zum 13. April 2010): 22 Gespräche, Gesamtdauer fünfeinhalb Stunden – sog. Post-Korpus.

Die einzelnen Aufnahmen sind jeweils zwischen sieben und dreißig Minuten lang.

Bei den Videoaufnahmen war die Kamerafrau anwesend, mischte sich aber nicht in die Gespräche ein, sondern überprüfte bzw. veränderte lediglich technische Einstellungen und Bildausschnitt der Kamera. Während der Aufnahmezeit befand sich die Kamera etwa zwei bis fünf Meter von der Gesprächsgruppe entfernt auf einem Stativ. Somit konnten sich die Kinder und die Erzieherinnen nahezu uneingeschränkt bewegen. Bose (2003, 105) bemerkt zu den Videoaufnahmen für ihre Untersuchung von spielenden Vorschulkindern, dass sich Kinder nach kurzer Zeit unbeeindruckt zeigen, wenn sie gefilmt werden. Dieser Eindruck hat sich in den vorliegenden Aufnahmesituationen im Kindergarten bestätigt. Für die Erzieherinnen hingegen kann vermutet werden, dass die Natürlichkeit ihres Gesprächsverhaltens durch diese Form der Beobachtung in einem gewissen Grad eingeschränkt war.

Für die Analyse wurden aus allen Aufnahmen konkrete Gesprächsausschnitte vom Beginn des jeweiligen Gesamtgesprächs gewählt und verschriftet. In Absprache mit der wissenschaftlichen Begleitung des Projekts sollte jedes Transkript 100 Äußerungen der jeweiligen Erzieherin vom Beginn der Aufnahme enthalten, um einerseits ein ausreichendes Maß an Äußerungen der Erzieherinnen zu haben und andererseits eine Vergleichbarkeit unter den Erzieherinnen zu ermöglichen. Die Aufnahmen wurden anonymisiert und vollständig in enger Anlehnung an GAT 2 (Selting et al. 2009) verschriftet (vgl. die Legende der Notationszeichen am Ende des Artikels).

3   Gesprächssituation ‚Gemeinsam ein Bilderbuch betrachten'

Beim gemeinsamen Betrachten eines Bilderbuchs geht es vorrangig darum, die Kinder am Wechselspiel von Erzählen und Zuhören zu beteiligen; dabei ist das Thema der Interaktion durch die Bildvorlage für beide Partner teilweise festgelegt. Meist leisten die Erwachsenen längere Gesprächsbeiträge, während die Kinder stärker die Rezipientenrolle innehaben (Braun 2007, 130).

Gesprächsgegenstand in den Videoaufnahmen vor und nach der Schulung war immer das Frühlingswimmelbuch von Rotraud Susanne Berner. Wie alle Wimmelbücher enthält dieses Buch keinen Text, sondern besteht ausschließlich aus detailreichen Situationsbildern, auf denen es viel zu entdecken gibt. Bestimmte Figuren und Gegenstände sind prominent positioniert (meistens am unteren Buchrand und größer als die anderen Bilder) und tauchen im Verlauf des Buches immer wieder auf, zum Beispiel zwei Müllmänner mit ihrem Müllauto, eine

Frau auf ihrem Roller, ein Vater mit seinem Kind auf dem Fahrrad, zwei Hunde. Der Betrachter des Buchs kann diese Figuren in verschiedenen Episoden während eines Frühlingstages verfolgen.

Da das Buch keinen Text enthält, konnte in den hier videografierten Situationen keine Geschichte vorgelesen oder nacherzählt werden. Stattdessen mussten sich die Gesprächspartner auf einen Gesprächsgegenstand einigen und interaktive Verfahren entwickeln, um auf das Bilderbuch Bezug zu nehmen. Meist haben sie auf den detailreich bebilderten Buchseiten zusammengehörende Personen und Gegenstände identifiziert und benannt, gelegentlich haben sie darüber hinaus aufgrund des wiederholten Auftauchens der Personen und Gegenstände im Buch begonnen, eine mögliche Geschichte zu entwerfen.

Ein solches Vorgehen beschreibt auch Braun (1995 und 2007) beim Bilderbuchbetrachten in Familien (Beobachtungszeitraum ein Jahr; Alter der Kinder zu Beginn: 0,11 – 2,11 Jahre): Anders als in reinen Erzählsituationen könne beim Bilderbuchbetrachten auch auf rein deskriptiver Ebene operiert werden (z.B. Zeigen, Benennen). Ein Bilderbuch, in dem eine Geschichte dargestellt ist, stimuliere zur Rekonstruktion dieser Geschichte, während ein Bilderbuch ohne eine Geschichte weniger zum Erzählen, sondern stärker zum Beschreiben anrege (Braun 2007, 130). Nach Braun vermitteln die Erwachsenen zwischen der vom Buch angebotenen Sinnstruktur und dem Sinnhorizont des Kindes. In der genannten Studie haben die Eltern den noch sehr jungen Kindern im einfachsten Fall geholfen, die repräsentierten Objekte zu erkennen und zu benennen (basales Kommunikationsmuster). Darüber hinaus haben sie die Objekte im kontextuellen Zusammenhängen beschrieben und zu den dargestellten Personen und Gegenständen eine Geschichte erzählt (ebd., 132).

Die Eltern gingen dabei immer genau einen Schritt über das kindliche Niveau hinaus:

„Aufmerksamkeitsprozesse werden als Ausgangspunkt für sprachliche Hinweise und Benennungen aufgegriffen. Isolierte Hinweise des Kindes werden in Benennungen überführt. Benennungen des Kindes werden standardsprachlich reformuliert und teilweise expandiert. Zu dem Entwicklungszeitpunkt, zu dem das Kind das Referieren durch Hinweisen und Benennen beherrscht, steigert die Mutter das Komplexitätsniveau im Bereich der Expansionen" (139).

Die Autorin konnte also eine Entwicklungslinie verfolgen, bei der Eltern und Kind die Bildinhalte zunehmend interpretieren und auf Ereignisse Bezug nehmen, die nicht im Buch dargestellt sind:

- vom haptisch-taktilen zum sprachlich-symbolischen Umgang mit dem Buch
- vom konkreten beschreibenden Rezeptionshandeln zum abstrakten Umgang mit Sinnzusammenhängen, die von der Buchvorlage gelöst sind
- vom einfachen Benennen zum Gebrauch komplexer sprachlicher Kommunikationsformen (145).

Beim narrativen Umgang mit dem Bilderbuch wird das Kind in eine spezifische kommunikative Handlungspraxis eingebunden: zum frühen Zeitpunkt wird es in die Beschreibung szenischer Zusammenhänge eingeführt, zu einem späteren Zeitpunkt in die Erzählung als Diskursform (140). Nach Braun zielen die elterlichen Unterstützungshandlungen „auf einen Vermittlungsprozeß, bei dem es darum geht, die Buchwelt auf die Erfahrungswelt des Kindes, und umgekehrt, die Erfahrungswelt des Kindes auf die Buchwelt zu beziehen." (152). Die Erwachsenen würden also die Bilder im Hinblick auf ihre Bedeutung interpretieren, die sie für das Kind haben können. Expressive und emotionalisierende Beiträge, die an der perzeptiven Erfahrungswelt des Kindes anknüpfen, würden sich als besonders erfolgreich beim Einbinden des Kindes in den Rezeptionsprozess erweisen (152).

4 Ziele und Fragestellungen der Untersuchung zum Prä-Korpus

In der Untersuchung zum Gesprächsverhalten der am Projekt beteiligten Erzieherinnen vor Schulungsbeginn (Thieme 2011) wurden die erhobenen Videodaten anhand sprachlicher, para- und nichtsprachlicher Kriterien auf folgende Aspekte hin analysiert:

- das kommunikative Verhalten der Erzieherinnen
- den Einsatz modellierender Sprachlehrstrategien (Dannenbauer 1999)
- die Komplexität des grammatischen Angebots der Erzieherinnen.
  (vgl. Abschlussbericht des BBW Leipzig 2011, 31)

Leitende Fragestellungen bezüglich des Gesprächsverhaltens der Erzieherinnen waren folgende:

- Welche modellierenden Sprachlehrstrategien werden in den untersuchten Gesprächssequenzen verwendet und wie häufig kommen sie darin vor?
- In welchem Verhältnis stehen die Initiativen der Kinder und die Initiativen der Erzieherinnen zueinander? Wie viele kindliche Initiativen werden von den Erzieherinnen berücksichtigt bzw. ignoriert?

- Falls ein deutlicher Unterschied zwischen dem Gesprächsverhalten der Erzieherinnen mit den zweijährigen und demjenigen mit den vierjährigen Kindern besteht: Durch welche Gesprächsmerkmale und -daten wird dies erkennbar? (vgl. Thieme 2011 und Kupietz in diesem Band)

5 Entwicklung des Kriterienkatalogs

Um diese Fragestellungen zu bearbeiten, wurde ein Beobachtungskatalog erstellt, der eng am Prä-Korpus vor der Schulung orientiert ist. Die Kriterien hierfür wurden in Besprechungen mit der wissenschaftlichen Begleitung des Projekts „Sprache fördern" bestimmt und dann quantitativ erhoben. Es handelt sich beispielsweise um Kriterien wie Redeanteile und durchschnittliche Äußerungslängen von Erzieherin und Kindern. Weiterhin gehören dazu Kriterien wie die Bestätigung kindlicher Äußerungen und sog. modellierende Sprachlehrstrategien (z.b. sprachliche Anpassung an kindliche Äußerungen, Wiederholungen kindlicher sowie eigener Äußerungen, Expansionen und Extensionen; vgl. z.b. Grimm 1990 und 1994; Abschlussbericht des BBW Leipzig 2011).

Uns interessierte vor allem, wie diese als sprachförderlich geltenden Strategien der Erzieherinnen interaktiv in den Gesprächsprozess eingebunden werden und welche Wirkungen sie im konkreten Kontext auf das sprachliche Verhalten der Kinder auslösen. Daher wurden die Videoausschnitte aus dem Prä-Korpus zusätzlich qualitativ-deskriptiv gesprächsanalytisch ausgewertet. Im Folgenden wird exemplarisch gezeigt, wie die Erzieherinnen sprachlich auf kindliche Impulse reagieren, ob sie beim gemeinsamen Betrachten des Bilderbuchs Kohärenz im Sinne einer Erzählung, eines Kommentars oder eines reaktiven Gesprächszugs über die abgebildeten Personen, Gegenstände und Situationen herstellen, fokussieren, korrigieren und inhaltlich fortführen.

6 Sprachliche Analysekriterien

6.1 Bestätigungen

Das Bestätigen kindlicher Äußerungen gilt als Ausdruck eines responsiven und akzeptierenden Verhaltens der Erzieherinnen (Beller et al. 2007, 9), das den Kindern Sicherheit gibt und zum Weiterreden motiviert. Im Korpus finden sich angrenzende Formulierungen wie *„richtig, prima, genau"* und andere. Die Bestätigung einer kindlichen Äußerung kann jedoch auch para- und nichtsprachlicher Art sein. Das folgende Beispiel zeigt eine für das Korpus typische Bestätigung einer Erzieherin:

Beispiel 1 (T1_S_2_02.02; zweijährige Kinder)

Die Erzieherin sitzt mit den drei Kindern auf einer Matratze. Alle schauen sich die Titelseite des Buches an und unterhalten sich über eine dort abgebildete Vogelfamilie. Kind 1 benennt einen Storch, und die Erzieherin beschreibt sein Aussehen. Dann zeigt Kind 2 auf das Bild eines schaukelnden Mädchens.

```
062  K2:   a ↑SCHAU`del;//
063  ERZ:  RICHtig;/
064        =die katharina hats geWUSST-/
065        =GANZ genau;/
066        =das ist eine SCHAUkel; NE?//
067        (.)das mädchen ↑SCHAU`kelt.//
068  K2:   (-) ((zeigt auf das Bild vom Ball)
069  ERZ:  und was ist DAS?//
070  K2:   (.) !BALL! is das,//
071  ERZ:  °h <<flüstert> GE:NAU::;//>
072        welche FARbe hat denn der ball.//
073        WISST ihr das,//
074  K2:   ((nickt))
```

- Die Bildbenennung von Kind 2: *a ↑SCHAU`del;//* (Z062) wird von der Erzieherin mehrfach explizit bestätigt (Z063-065), außerdem zweimal in erweiterter sprachlicher Form wiederholt und in einen Handlungszusammenhang gestellt: *=das ist eine SCHAUkel; NE?///(.) das mädchen ↑SCHAU`kelt.//* (Z066-067).
- Nach mittellanger Pause (typische Sprecherwechselpausenlänge) zeigt Kind 2 auf das Bild eines Balls (Z068). Die Erzieherin fragt: *und was ist DAS?//* (Z069). Kind 2 antwortet: *!BALL! is das,//* (Z070).
- Die Erzieherin reagiert wiederum mit der Bestätigungsformel (im geheimnisvoll-gespannten Flüsterton): *GE:NAU::;//* (Z071) und schließt wiederum zwei weiterführende Fragen an, die am Interesse des Kindes orientiert sind: *welche FARbe hat denn der ball.// WISST ihr das,//* (Z072-73). Auch mit diesen Fragen bestätigt die Erzieherin Kind 2 insofern in seinem Impuls, als sie ihn weiterführt.
- Daraufhin nickt Kind 2 und im Fortgang unterhalten sich alle über die Farbe des Balls (Z074ff.).

Generell kommen Bestätigungen im Korpus sehr häufig und in verschiedenen Formen vor, überwiegend handelt es sich aber um sehr kurze formelhafte Äußerungen (wie in diesem Beispiel). Es fällt auf, dass die Erzieherinnen selten wertschätzende Formulierungen wie „prima, toll, au ja" verwenden, stattdessen bestätigen sie häufig die sprachliche und inhaltlich-formale Korrektheit sowie ein bestimmtes Wissen (z.B. mit Formulierungen wie „richtig; du hast recht; die Katharina hat's gewusst"). Es finden sich allerdings auch Bestätigungen, die über „Formelhaftes" hinausgehen: So ist vor allem bei Erzieherinnen mit einem sensitiv-responsiven Verhalten ein reger Gebrauch von bestätigenden Rückmeldesignalen zu beobachten, welche sowohl Verständnissicherung herbeiführen als auch eine bestätigende Wirkung auf die Kinder haben. Gelegentlich finden sich im Korpus auch wertschätzende Formulierungen, die über alltagssprachliche Bestätigungen hinausgehen: „Du bist ja schon groß; du machst mir Freude; ich staune über dich."

6.2 Wiederholungen

Mittels sprachlicher Wiederholung werden kindliche Äußerungen aufgegriffen, wiederholt, gelegentlich auch transformiert und erweitert. Die Erzieherinnen wiederholen und modifizieren darüber hinaus auch eigene Äußerungen. In der Literatur zum kindlichen Spracherwerb ist häufig von ‚modellierenden Sprachlehrstrategien' die Rede (hierzu gehören auch die Wiederholungen kindlicher und eigener Äußerungen), weil dem Kind das aktuell passende Zielmuster in kontextueller Einbettung vorgeführt wird (Dannenbauer 1999, 152f.). Diese Sprachlehrstrategien kommen in der Erwachsenen-Kind-Kommunikation häufig vor; die engen Bezugspersonen setzen sie ab dem dritten Lebensjahr der Kinder intuitiv ein (vgl. Grimm 1990; Ritterfeld/Siegert 2000, 38).

6.2.1 Wiederholung der kindlichen Äußerung

Wiederholungen kindlicher Äußerungen gelten als sprachförderlich, weil die Erzieherin damit das gegenseitige Verständnis sichert und dem Kind die Verarbeitung der produzierten Äußerung ermöglicht (vgl. Ritterfeld 2000, 415). Die Beispiele im Folgenden zeigen, dass Wiederholungen durchaus sprachförderlich sein können; förderlich für den Gesprächsprozess sind sie aber nur dann, wenn nach der bloßen Wiederholung ein Impuls folgt, der das Gespräch fortführt. Das folgende Beispiel enthält eine Wiederholung ohne eine solche Fortführung der kindlichen Äußerung.

Beispiel 2 (T3_M_4_01.20; vierjährige Kinder)

Die Erzieherin sitzt mit den drei Kindern auf dem Sofa und alle schauen sich die erste Seite des Buchs an. Die Erzieherin fordert die Kinder auf, ihr etwas über die Bilder zu erzählen, und leitet dies auf eine motivierende Art ein, zum Beispiel mit folgenden Formulierungen: *was IST denn in unserem buch hier alles LOS.// ...wisst ihr WAS,/ jetzt erZÄHLT ihr MIR mal was;/ ihr seid ja schon GROß://*.

```
022   ERZ:  NA,/
023         =erZÄHLT mir mal was.//
024         (.)((zu K1)was SIEHST du alles;//))
025   K1:   die TREPpen;//
026   ERZ:  die TREPpen=HMhm,//
027         (.)und was siehst du denn NOCH,//
028   K1:   den TANKwagen;//
029   ERZ:  HM=hm,//
030   K1:   ((zeigt) HIER;//))
```

Zwar wiederholt die Erzieherin hier die Äußerung von Kind 1, jedoch führt sie diese inhaltlich nicht fort, sondern fragt nach einem anderen, thematisch nicht verbundenen Bild. Ein solches Vorgehen führt dazu, dass die Kinder über mehrere Turns hinweg Bilder benennen, ohne dass diese in einen Zusammen-hang gesetzt werden und eine Geschichte entstehen kann – für vierjährige Kin-der zweifellos eine Unterforderung (Ähnliches findet sich auch im Beispiel 8).

6.2.2 Wiederholung der kindlichen Äußerung mit inhaltlicher Erweiterung

Oft jedoch wiederholen die Erzieherinnen die kindlichen Äußerungen nicht nur, sondern erweitern sie auch inhaltlich.

Beispiel 3 (T1_D_4_01.58; vierjährige Kinder)

Die Erzieherin und die drei Kinder gucken die erste Seite des aufgeschlagenen Bilderbuchs an. Alle Kinder benennen Bilder auf dieser Seite (z.B. Garten-schlauch, Eichhörnchen, Vögel). Meistens beginnen sie die Benennung mit der Formulierung „*GUCK mal ...*" oder „*und HIER is ...*", so dass eine Art Benen-nungsritual entsteht. Kind 1 zeigt und benennt einen Vogel. Kind 3 knüpft in-haltlich daran an, indem es zeigt, wo der Vogel wohnt.

```
035  K3:   ((zeigt auf Bild vom Vogelnest) und Hier,/)
036        HIER is vogel zu HAUse.//
037  K1:   der hatn WURM;//
038  ERZ:  geNAU:;/
039        =der hat AUCHn wurm;/
040        (.) vielleicht hat der da JUNge
             im brutkasten;=NE?//
041  K2:   ((zeigt auf ein anderes Bild) GUCK ma;/)
042       [                hier sind zwei (kaNINchen).//  ]
043  K3:   [((zeigt auf Tasche))GUCK ma.//                ]
```

- Kind 3 zeigt auf das Bild von einem Vogelnest im Baum, benennt es aber nicht als Wohnort des Vogels: *und Hier,/ HIER is vogel zu HAUse.//* (Z035f.).
- Kind 1 beschreibt, dass der Vogel einen Wurm im Schnabel hat: *der hatn WURM;//* (Z037).
- Die Erzieherin bestätigt die Äußerung: *geNAU:;/* (Z038), wiederholt sie und scheint sie im Buch zu verorten (allerdings wurde über andere Vögel mit einem Wurm im Schnabel noch nicht geprochen): *der hat AUCHn wurm;/* (Z039). Außerdem erweitert sie die Wiederholung durch eine Vermutung: *vielleicht hat der da JUNge im brutkasten;=NE?//* (Z040). Es ist allerdings kein Brutkasten zu sehen, sondern ein Nest.

In dieser Erzählsituation gibt es zahlreiche Wiederholungen mit Erweiterung und inhaltlicher Fortführung, ebenso inhaltlich anschließende Fragen (z.B. *und was hat der vogel im MUND?//*). Sprachlich macht die Erzieherin also zahlreiche Angebote zum Entwurf einer Geschichte. Jedoch spricht sie durchgängig relativ monoton und sehr leise (viel leiser als die Kinder). Über die *Sprechausdrucksgestaltung* macht sie das Erzählen der Bildergeschichte also nicht zu einem besonderen Ereignis, sie erzeugt über den Sprechausdruck keinen Spannungsbogen, der die Kinder fesselt (vgl. Braun 2007, 152).

Die Erzieherin ist mit ihren Impulsen wenig erfolgreich: Die Kinder nehmen ihre zahlreichen sprachlichen Angebote gar nicht wahr, sie greifen sie demzufolge auch nicht auf – es entsteht keine zusammenhängende Beschreibung oder Erzählung. Im Verlauf des gesamten Gesprächs bleiben sie beim ritualisierten Benennen der Bilder, sprechen zunehmend durcheinander und werden dabei immer lauter. Schließlich bittet Kind 3 sogar mit *psch:::t* um Ruhe.

6.2.3 Verbesserte Wiederholung der kindlichen Äußerung

Eine weitere Sprachförderstrategie ist die verbesserte Wiederholung. Die sprachförderliche Wirkung wird darin gesehen, dass ein Kind ein sprachliches

Modell erhält, das es mit der eigenen Äußerung vergleichen kann (vgl. Grimm 1990; Ritterfeld/Siegert 2000, 38). Das Kind lernt, wie das Gesagte sprachlich bzw. artikulatorisch richtig verwendet wird, ohne dabei auf einen Fehler hingewiesen zu werden. In der Literatur wird synonym auch von korrektivem Feedback gesprochen (vgl. Dannenbauer 2002; Beller et al. 2007*)*.

Wie eine Erzieherin sensitiv-responsiv (indirekt) korrigieren kann, zeigen die folgenden beiden Beispiele (4 und 5).

Beispiel 4 (T1_S_2_01.03; zweijährige Kinder)

Die drei Kinder und die Erzieherin betrachten das Titelbild des Buches. Die Erzieherin unterhält sich mit den Kindern über den Müll, der im Buch von den Müllfahrern abgeholt wird. Dann fragt sie, was noch auf dem Titelbild zu sehen ist.

```
030   ERZ:  und was sehn wa=n ↑NOCH `hier vorne
            auf dem buch.//
031         GUCK=ma mal. //
032   K2:   ↑ve:↓gel.//
033   ERZ:  ge↑NAU`::.//
034         die ↑VÖG↓lein sind hier auf dem buch.//
```

Die Erzieherin bestätigt zunächst die kindliche Äußerung *↑ve:↓gel.//* (Z032) mit *ge↑NAU`::.//* (Z033) und wiederholt dann die kindliche Äußerung in einer korrekten Form und eingebettet in einen Satz (Z034).

Beispiel 5 (T1_S_2_01.15; zweijährige Kinder)

Wenige Turns später fragt die Erzieherin die Kinder, was ein auf dem Titelbild abgebildetes Mädchen mit einem Hund an der Leine macht.

```
042   ERZ:  katharina was MACHT=n die /
043         GUCK=ma; was IST denn das hier.//
044   K2:   ein (.) (HÖRNchen) ist das.//
045   ERZ:  WAS ist das?//
046   K2:   ein (.) HÖNNchen (.) [steht da;//]
047   ERZ:                       [ach SO:-/  ]
            ein=ein (-) HÜNDchen?//
049   K2:   JA:.//
```

- Kind 2 antwortet auf die Frage der Erzieherin mit einer unverständlichen Benennung: *ein (.) (HÖRNchen) ist das. //* (Z044).
- Die Erzieherin fragt zunächst nach: *WAS ist das?//* (Z045).
- Das Kind wiederholt artikulatorisch leicht verändert, aber immer noch schwer verständlich: *ein (.) HÖNNchen (.) steht da;//* (Z046).
- Die Erzieherin hat nun offensichtlich verstanden. Sie vermeidet aber eine direkte Korrektur, indem sie die Äußerung bestätigt und mit fragender Prosodie wiederholend-modifizierend eine mögliche Deutung in korrekter Aussprache anbietet: *ach SO:-/ ein=ein (-) HÜNDchen?//* (Z047), die das Kind bestätigt (Z049).

6.2.4 Wiederholung der eigenen Äußerung

Mit dieser Strategie können die Erzieherinnen ihre Fragen und Aufforderungen eindringlicher machen und das kindliche Verständnis durch das Angebot verschiedener Formulierungen erhöhen. Grimm (1990, 106) betont den positiven Einfluss auf die Sprachentwicklung, da durch partielle Selbstwiederholungen bestimmte Satzkonstituenten prägnant gemacht würden und dem Kind deren Identifizierung erleichtert werde. Im Korpus wiederholen die Erzieherinnen ihre eigenen Äußerungen doppelt so oft wie die der Kinder (vgl. Thieme 2011).

Beispiel 6 (T1_S_4_01.20; vierjährige Kinder)

Die Erzieherin und die drei Kinder schauen sich die erste Seite des Bilderbuchs an, auf der ein Schornsteinfeger damit beschäftigt ist, den Schornstein zu reinigen.

```
029   K3:   und DAS isn SCHORNsteinfeger;//
030   ERZ:  und was MACHT der SCHORNsteinfeger;=theREsa;/
031         =WEIßte das schon?//
032         (--)HM?//
033   K2:   [<<pp,zög> der->]
034   ERZ:  [        was    ]=der SCHORNsteinfeger
            MAchen muss,/
035         dort Oben AUF DEM DACH?//
036         (-)MACHTn der?//
037   K2:   <<pp> HM-//>
038   K3:   ((zuckt mit den Schultern))
039   ERZ:  HM.//
040   K2:   der macht die ESse wieder richtig klar.//
041   ERZ:  ((lacht kurz stimmlos)) geNAU;/
042         =richtig SAUber;=NE?//
```

```
043        (.)der muss die esse PUTzen;//
044        (.)er hat son runden BEsen,/
045        =und da PUTZT der die ech=die esse richtig
           SAUber;//
```

- Kind 3 entdeckt den Schornsteinfeger: *und DAS isn SCHORNsteinfeger;//* (Z029).
- Diese Äußerung führt die Erzieherin thematisch fort: *und was MACHT der SCHORNsteinfeger;=theREsa;/=WEIßte das schon?//* (Z030-031). Sie wartet, räumt Kind 3 also die Möglichkeit ein, die Sprecherrolle zu übernehmen, und schließt dann ein aufforderndes *(--) HM?//*(Z032) an.
- Kind 3 reagiert nicht, aber Kind 2 beginnt zögerlich und sehr leise mit einer Antwort: *[der-]* (Z033), führt sie aber nicht zu Ende.
- Die Erzieherin ergänzt drei weitere Fragen zur Tätigkeit des Schornsteinfegers: *was=der SCHORNsteinfeger MAchen muss,/ dort Oben AUF DEM DACH? // (-)MACHT=n der?//* (Z034-036).
- Kind 2 antwortet: *der macht die ESse wieder richtig klar.//* (Z040).
- Die Erzieherin bestätigt zunächst nach kurzem zustimmendem Lachen die Antwort von Kind 2: *geNAU;/* (Z040) und führt sie thematisch fort: *=richtig SAUber; =NE?//* (Z042).
- Nach kurzer Pause reformuliert sie: *(.)der muss die esse PUTzen;//* (Z043).
- Wiederum nach einer kurzen Pause beschreibt sie, mit welchem Arbeitsmittel der Schornsteinfeger seine Arbeit tut: *(.) er hat son runden BEsen,/ =und da PUTZT der die ech=die esse richtig SAUber;/* (Z044).

Die Erzieherin greift die Benennung von Kind 3 auf und verortet sie im Geschehen des Buchs, indem sie nach der Tätigkeit des Schornsteinfegers fragt (Z030). In Z034 wiederholt sie diese Frage, wobei sie die Wortfolge so umstellt, dass die Tätigkeit stärker fokussiert wird (*„machen"* als hauptakzentuierter Sinnkern am Ende der Äußerung). Sie erweitert ihre Äußerung, indem sie den Schornsteinfeger in einen ‚szenischen Zusammenhang' (vgl. Braun 2007, 142) stellt – sie verortet ihn auf dem Dach des Hauses. Dann wiederholt sie erneut die Frage nach seiner Tätigkeit (Z036). Nach diesen mehrfachen variierten Wiederholungen findet Kind 2 schließlich eine formulatorisch anspruchsvolle Antwort (Z040).

Nun folgt eine weitere Wiederholungskette. Die Erzieherin greift die Antwort von Kind 2 auf, indem sie diese in vier Variationen wiederholt

- sie ersetzt die Formulierung *klar* durch: *richtig SAUber; =NE?//* (Z042)
- sie bietet eine weitere Formulierungsmöglichkeit für die Tätigkeit des Schornsteinfegers an: *der muss die esse PUTzen;//* (Z043)
- sie beschreibt, mit welchem Arbeitsmittel der Schornsteinfeger seine

Arbeit tut: *er hat son runden BEsen,/* (Z044)
* sie wiederholt die Tätigkeitsbeschreibung: *und da PUTZT der die ech=die esse richtig SAUber;/* (Z045).

Die Erzieherin wiederholt ihre Äußerungen also nicht nur, sondern verortet die benannte Figur im Buch und bietet darüber hinaus auch mehrfach Synonyme an (Förderung des Lexikerwerbs) (vgl. hierzu auch Beispiel 1).

Beispiel 7 (T1_S_2_02.50; zweijährige Kinder)

Die Erzieherin und die drei Kinder sitzen auf dem Sofa, die Erzieherin hält das noch nicht aufgeschlagene Buch. Seit etwa vier Minuten besprechen alle das Titelblatt; dabei greift die Erzieherin gezielt die Benennungen bestimmter Gegenstände und Personen auf und betont damit deren Relevanz im Buch (Themenfestsetzung). In einem kurzen thematischen Exkurs hat die Erzieherin die Kinder dafür gelobt, dass sie schon die Farben kennen und also zu Recht bald in die „große" Gruppe kommen werden, und mit ihnen besprochen, zu welcher Erzieherin (z.B. zu Katja). Nun fragt sie die Kinder mehrfach, ob sie im Buch weiterblättern wollen:

```
115  ERZ:  wolln ma mal WEIterblätten oder wolln wa
           nochmal GUCkn.//
116  K1:   is geh zu der KATja.//
117  ERZ:  ((blickt K1 an) DU gehst zu der KATja./
118        geNAU.//
119        warste schon SCHNUPpern;/
120        STIMMT=s,//)
121  K1:   <<zustimmend> NA,//>
122  ERZ:  PRIma;/
123  K2:   ((guckt vom Buch weg nach hinten))
124  ERZ:  ((guckt und spricht K2 an) wolln wa nochmal hier
           GUCkn vorne auf der SEIte kathaRIna-/
124        oder wolln wa WEI:terblättern?//)
125  K2:   ((guckt wieder ins Buch und nickt))
126  ERZ:  wolln ma noch GUCkn oder WEIterblättern.//
127  K1:   <<f, len> !!WEI!!ter!BLÄT!tern.//>
128  ERZ:  so dann macht das mal die kathaRIna./
129        die KANN das bestimmt schon./
130        WEIterblättern.//
131  K2:   [      ((blättert))              ]
132  ERZ:  [ EIne seite AUFblättern.// ]
```

```
133        =<<flüstert staunend> guckt euch DAS mal an;/
134        =was hier DRAUF ist;//>
135        (.)MAnoMEter;//
136        (-)<<flüstert> was finden wir denn HIER;//>
137  K2:   ((guckt erwartungsvoll ERZ an))
137  ERZ:  (.)((zeigt auf Bild vom Haus)<<staunend>
              °h was IST denn DAS hier;//>)
138        (-)((zeichnet Umriss des Hauses nach)
              <<pp> GANZ GRO::ß-//>
139        (-)<<flüstert> IST denn das?//>
140        (--)<<p> KENNT ihr das schon?//>
141  K2:   ((nickt))
142  ERZ:  ((zeigt auf Haus-Bild) <<flüstert> IS=n das.//)

143  K2:      [((zeigt auf Bild) !BO!- )]
144  ERZ:  ein [!GRO:!ßes               ]
145  K1:   <<f>!!HAUS!!.//> ((blickt ERZ an))
146  ERZ:  ((blickt K1 an) ge!NAU!.//
147        ein !GRO!ßes haus;//
148        STIMMT=s,//)
149  K2:   ((zeigt auf Haus-Bild) da IS die HAUS.//)
```

- Nachdem die Erzieherin mehrmals gefragt hat, ob weitergeblättert werden soll (vgl. Z115-124), greift Kind 1 diese Formulierung identisch auf und sagt laut, sehr deutlich und langsam: *!!WEI!!ter!BLÄT!tern.//* (Z127).
- Nun fordert die Erzieherin Kind 2 auf, das Buch aufzuschlagen, und begründet das mit einer wertschätzenden Vermutung: *so dann macht das mal die kathaRIna./ die KANN das bestimmt schon./ WEIterblättern.//* (Z128ff.).
- Kind 2 blättert um, und die Erzieherin bietet gleichzeitig eine weitere Formulierung an: *EIne seite AUFblättern.//* (Z131).
- Dann zelebriert sie ausgiebig die Entdeckung der Bilder: Sie benutzt einen staunenden Flüsterton, fordert die Kinder auf, die Bilder anzugucken und fügt nach kurzer Pause noch eine Formulierung des Staunens an: *guckt euch DAS mal an;/ =was hier DRAUF ist;// (.)MAnoMEter;//* (Z133-135).
- Nach einer mittellangen Pause (typische Sprecherwechselpausenlänge) fragt die Erzieherin flüsternd: *was finden wir denn HIER;//* (Z136). Kind 2 schaut die Erzieherin erwartungsvoll an, dann gucken alle ins Buch.
- Die Erzieherin atmet hörbar ein, fragt staunend: *°h was IST denn DAS hier;//* (Z137) und zeigt auf das abgebildete Haus: *GANZ GRO::ß-//* (Z138).
- Nach einer mittellangen Pause (typische Sprecherwechselpausenlänge) fragt sie weiter: *IST denn das?// (--) KENNT ihr das schon?// (--) IS=n das.//* (Z139-142). Nach jeder Frage lässt sie eine deutliche Pause.
- Kind 2 nickt und zeigt ebenfalls auf das Bild vom Haus (Z 141 und 143) und setzt zu einer Benennung an (Z143).
- Gleichzeitig beginnt die Erzieherin ebenfalls mit der Benennung *ein*

!GRO:!ßes (Z144), sie führt die Benennung aber nicht zu Ende, sondern gibt dem Kind dazu Gelegenheit und stimuliert eine zielgerichtete Äußerung.

- Kind 2 ergänzt denn auch sehr laut und energisch die Zielform: *!!HAUS!!.//* (Z145) und blickt die Erzieherin an.
- Die Erzieherin blickt ebenfalls Kind 2 an, bestätigt es, wiederholt die Benennung und vergewissert sich mit einer Rückfrage: *ge!NAU!.// ein !GRO!ßes haus;// STIMMT=s,//* (Z146-148).
- Nun zeigt auch Kind 2 auf das Bild vom Haus und äußert sich zum ersten Mal verbal: *da IS die HAUS.//* (Z149).

Die Erzieherin strukturiert in diesem Ausschnitt sehr deutlich die Situation. So hilft sie den Kindern, wichtige Schritte beim Bilderbuch-Betrachten zu vollziehen und auch mit der Bilderfülle im Wimmelbuch umzugehen. Sie setzt dafür ganz bewusst Wiederholungen eigener Äußerungen ein:

- Indem sie die Kinder mehrfach fragt, ob weitergeblättert werden soll, macht sie die Kinder nachdrücklich darauf aufmerksam, dass das Umblättern ein wichtiger Bestandteil des Bilderbuchbetrachtens ist, außerdem führt sie ‚Fachwörter' dafür ein (*weiterblättern, aufblättern*). Schließlich wiederholt Kind 1 das erste Fachwort sehr deutlich (Z127).
- Da die Zweijährigen allein die Bilderfülle auf den Seiten nicht sortieren können, sind sie zur Entdeckung von Zusammenhängen auf die Unterstützung durch die Erzieherin angewiesen. Der Erzieherin gelingt es, den Kindern in der Fülle der Bilder Orientierung zu geben, indem sie bestimmte Inhalte fokussiert:
  - o Sie fragt zunächst allgemein, was auf der aufgeblätterten Seite zu sehen ist, und verwendet dafür einen staunenden Flüsterton. Damit inszeniert sie für die Kinder eindrucksvoll expressiv ein mögliches Rezipientenverhalten: eine bewundernd-staunende Reaktion auf einen Buchinhalt (wie wenn im Theater der Vorhang aufgeht und alle Zuschauer gespannt sind, was nun aufgeführt wird). Das hat zur Folge, dass Kind 2 zunächst die Erzieherin erwartungsvoll anschaut und dann alle ins Buch gucken.
  - o Mit jeder weiteren Frage fokussiert sie zunehmend das Bild des großen Hauses und setzt es damit für die Kinder relevant.
  - o Nach jeder Frage lässt die Erzieherin den Kindern Zeit, die Sprecherrolle zu übernehmen. Das tun diese zwar (noch) nicht, vielleicht sind sie zu sehr damit beschäftigt, erst einmal die Bildfülle zu erfassen, aber sie reagieren nonverbal, mit Nicken und Zeigen.
  - o Zusätzlich hilft die Erzieherin den Kindern, ihren Blick auf das Haus zu richten, indem sie zweimal auf das Haus zeigt, es einmal sogar mit dem Finger im Umriss umfährt.

- Die Erzieherin ermuntert insbesondere Kind 2 mehrfach, sich aktiv am Bilderbuchbetrachten zu beteiligen. Sie ermöglicht diesem Kind, das deutliche sprachliche Probleme hat, eine aktive Teilnahme zum Beispiel durch die Aufforderung, das Buch aufzublättern. Außerdem stellt sie ihm mehrfach geschlossene Fragen und blickt es direkt an. Sie erreicht damit, dass Kind 2 mehrmals zustimmend nickt und sich somit durchgängig am Gespräch beteiligt, am Ende des Ausschnittes sogar verbal mit einem vollständigen Satz (vgl. Z149).

Weil die Erzieherin so auf Kind 2 konzentriert ist, schafft sie es möglicherweise nicht, alle drei Kinder gleichermaßen ins Gespräch einzubinden. Das in ihrem Schoß sitzende Kind 3 wird von ihr in diesem Ausschnitt nie explizit angesprochen. Es schweigt durchgängig (und weitere fünf Minuten lang), verfolgt allerdings konzentriert das Geschehen im Buch.

6.2.5 Schematisches Bestätigen und Wiederholen

Der grundsätzliche Wert von Bestätigungen und Wiederholungen (sowohl kindlicher als auch eigener Äußerungen) konnte mit den Beispielen 1 bis 7 veranschaulicht werden. Die detaillierten Analysen der Gesprächsverläufe zeigen aber auch, dass sich diese Strategien nur dann als förderlich für den Fortgang eines Gesprächs erweisen, wenn die Erzieherinnen sie nicht isoliert, starr und floskelhaft gebrauchen, sondern daran interessierte Nachfragen, thematische Fortführungen, Fokussierungen u.ä. anschließen.

Das bestätigt auch das folgende Beispiel, in dem eine Erzieherin im Gespräch mit vierjährigen Kindern über längere Zeit zwar kindliche Impulse formelhaft bestätigt, aber nicht fortführt oder selbst inhaltliche Impulse setzt.

Beispiel 8 (T2_P_4_02.15; vierjährige Kinder)

Die Erzieherin und die drei Kinder sitzen auf einem Sofa und betrachten das aufgeschlagene Buch. Das Gespräch ist dadurch gekennzeichnet, dass die Kinder insbesondere diejenigen Personen und Gegenstände benennen, die im Buch immer wieder vorkommen, zum Beispiel die beiden Müllmänner und ihr Müllauto, aber auch ein Mädchen auf einem Roller oder eine Frau mit einem Buch.

```
108   K3:  WIEder  n MÜLLeimer.//
109   ERZ: schon  ´WIE`:der ein `MÜLL:[`auto:.//    ]
110   K1:                           [DAS müss=ma  ]
```

```
            hier erst ma MACHen.//
111   ERZ:  ja[WOLL.//]
112   K3:      [een    ] ROLler wieder.//
113   ERZ:  WIEder ein ↑ROL`ler;//
114         ge↑↑NAU`:./
115         ein CI`ty`roller./
116         [NE,//]
117   K3:   [SCHON] ((zeigt auf Frau-Bild) WIEder des hier./
118         GUCK;//
119         WIEder die (...)//)
120   ERZ:  [schon ↑↑WIE`der ]
121   K2:   [schon WIEder.//  ]
122   ERZ:  die FRAU.//
123         und WIEder ein ↑ROL`ler;/
124         ge↑↑NAU;//
125   K3:   ACH
```

- Kind 3 führt nach einigen thematischen Exkursen mit einer Bildbenennung wieder auf das Müll-Thema hin (den eigentlichen Gegenstand des Buches): *WIEder n MÜLLeimer.//* (Z108).
- Die Erzieherin greift diesen Impuls auf, indem sie korrigierend wiederholt: *schon 'WIE`:der ein `MÜLL:`auto:.//* (Z109). Sie führt diesen Impuls aber nicht im Sinne einer Geschichte inhaltlich weiter.
- Kind 1 versucht bereits seit einer Weile vergeblich, eine bestimmte Reihenfolge des Bildbetrachtens durchzusetzen: *DAS müss=ma hier erst ma MACHen.//* (Z110). Die Erzieherin stimmt formal zwar zu: *jaWOLL.//* (Z111), aber sie ignoriert diesen Impuls im folgenden Verlauf.
- Denn stattdessen geht sie auf die Benennung des Rollers durch Kind 3 ein (Z112: *een ROLler wieder.//*). Sie wiederholt auch diese Äußerung, bestätigt und spezifiert sie: *WIEder ein ↑ROL`ler;// ge↑↑NAU:./ein CI`ty`roller./ NE,//* (Z113-116).
- Nun zeigt Kind 3 auf das Bild einer Frau und benennt es als wiederholt auftauchend: *SCHON WIEder des hier./ GUCK;// WIEder die (...)//* (Z117-119).
- Die Erzieherin greift die Formulierung des wiederholten Auffindens auf und ergänzt die Benennung: *schon ↑↑WIE`der die FRAU.//* (Z120-122). Sie benennt ein weiteres (inhaltlich nicht verbundenes) Bild: *und WIEder ein ↑ROL`ler;/* (Z123) und schließt diesen Turn mit einer erneuten Bestätigung: *ge↑↑NAU;//* (Z124).

Wie aus diesem Gesprächsausschnitt hervorgeht, müssen die Bestätigungen und Wiederholungen allein noch keinen kommunikationsförderlichen Effekt haben, sondern können sich sogar nachteilig auf ein kohärentes Gespräch auswirken. Wichtig ist die Verortung von Wiederholungen eigener und kindlicher Äußerungen in einem thematischen Kontext, in einer Geschichte. Sonst verbleibt das Gespräch im reinen Modus des Benennens und Wiederholens, was zumindest für die vierjährigen Kinder eine Unterforderung darstellt. Denn eine Aneinanderreihung von unverbundenen Benennungen hat ein weitaus geringeres Anregungspotential als kohärente Gesprächspassagen, in denen die Gesprächsbeteiligten ein Thema über einen gewissen Zeitraum beibehalten und differenziert bearbeiten (vgl. stellvertretend Albers 2009, 70). (Für eine Analyse dieses Beispiels in einem größeren Gesprächsausschnitt unter dem Aspekt des Sprechausdrucks vgl. den Beitrag von Bose/Kurtenbach/Nixdorf in diesem Band: dort Beispiel 7.)

6.3 Thematische Fortführung

Wie bereits mehrfach hervorgehoben, führen die Erzieherinnen kindliche Äußerungen thematisch mittels Extensionen fort. So greifen sie beispielsweise die Benennungen von im Buch abgebildeten Personen und Gegenständen auf und stellen inhaltlich passende Fragen, mit denen sie an das Weltwissen der Kinder anknüpfen und diese zu längeren Äußerungen ermuntern. Auf diese Weise sorgen sie dafür, dass die Kinder sich auf einen thematischen Fokus konzentrieren können und ihn längere Zeit gemeinsam bearbeiten. Nach Albers (2009, 70) erweist sich ein solches ‚langandauerndes gemeinsames Denken' als effektive pädagogische Strategie zur Förderung der kognitiven Entwicklung der Kinder.

Beispiel 9 (= Beginn von Beispiel 6) (T1_S_4_01.20; vierjährige Kinder)

Die drei Kinder beschreiben schon über mehrere Turns, was sie auf dem Bild alles sehen (Schaukel, Ball, Treppe, Tür; Auto und Schornsteinfeger).

```
028   K2:    das isn AUto;//
029   K3:    und DAS isn SCHORNsteinfeger;//
030   ERZ:   und was MACHT der SCHORNsteinfeger;=theREsa;/
031          =WEIßte das schon?//
032          (--)HM?//
```

- Theresa entdeckt den Schornsteinfeger: *und DAS isn SCHORNsteinfeger;//* (Z029).
- Diese Äußerung führt die Erzieherin thematisch in Form von Fragen fort, indem sie auf die Tätigkeit des Schornsteinfegers hinweist: *und was MACHT der SCHORNsteinfeger;=theREsa;/=WEIßte das schon?//* (Z030-031). Sie wartet kurz und schließt mit einem auffordernden *(--) HM?//* (Z032).

Mit solchen Fortführungen erreichen die Erzieherinnen mitunter, dass die Kinder über mehrere Turns bei einem etablierten Thema bleiben (das gilt auch für diese Aufnahme, vgl. hierzu die Interpretation zu Beispiel 6, ebenso die Beispiele 1 und 3). Nach Albers (2009, 71) sind solche Prozesse des gemeinsamen Denkens und Bearbeitens von Gesprächsthemen Gradmesser für die pädagogische Qualität. Der Autor weist aber in seinen Untersuchungen zu vier Kitas nach, dass es nur selten gelingt, solche Prozesse zu etablieren. Hier sollten kommunikationsorientierte Fortbildungen ansetzen. So beschreibt Albers (ebd., 249) positive Fortbildungseffekte zu den Modellierungsstrategien, wenn es den Erzieherinnen gelingt, sie auch im Kommunikationsalltag sensitiv-empathisch einzusetzen, ohne die Gesprächsbeiträge der Kinder zu stören.

6.4   Direkte Korrekturen und Zurückweisungen

Direkte Korrekturen und Zurückweisungen kindlicher Äußerungen werden üblicherweise dem sprachhemmenden Verhalten zugeordnet (vgl. Ritterfeld 2000, 418), da dadurch die Sprechfreude und damit auch der Sprachlernprozess des Kindes gehemmt werden. Stattdessen sind Bezugspersonen aufgefordert, ein Angebot zur Einbettung in einen Situationskontext zu machen, auch wenn kindliche Äußerungen semantisch abweichend, unvollständig oder sprachlich nicht korrekt sind.

Beispiel 10 (T1_M_2_01.34; zweijährige Kinder)

```
027   ERZ:  ((blättert Seite um))
028         <<geheimnisvoll-freundlich flüsternd> wolln wir
            erstmal in ruhe SCHAUen was da DRAUF ist.//>
029   K3:   ((zeigt auf Müllauto-Bild> ein SCHNEEpflug.//)
030   ERZ:  <<f, sehr nachdrücklich> !!NEE!!./
031         (.)!DAS! ist kein !SCHNEE!pfluch.//>
032         =weiß der GREgor schon was das IST?//
033   K1:   ein FAHRrad;//
034   ERZ:  <<f, sehr nachdrücklich>
            DAS ist auch kein !!FAH:R!!rad.//>
035         =ANnelies;=was denkstn DU was das ist;//
036   K3:   ((zeigt auf Fahrrad-Bild)) <<nachdrücklich>
            !!IS!! ein !FAHR!rad.//>
037   ERZ:  ((zeigt auch auf Fahrrad-Bild))<<nachdrücklich>
            !HIER! isn fahrrad.//>
038         ((zeigt auf Müllauto-Bild)
            =und was wirdn DAS hier sein;//)
```

```
039    K3:    NA,=ein MÜLLauto.//
040    ERZ:   <<freundlich-hauchig> !!RICH!!tig-//>
041           ein MÜLLauto ist das.//
```

- Die Erzieherin hat gerade das Bilderbuch umgeblättert und gibt einen offenen Impuls: *wolln wir erstmal in ruhe SCHAUen was da DRAUF ist.//* (Z028).
- Kind 3 zeigt auf das Müllautobild und bezeichnet es als: *ein SCHNEEpflug.//* (Z029). Verwunderlich ist, dass das erst zweijährige Kind das Fachwort schon kennt. Da die Aufnahme vom Februar stammt, könnte es sein, dass das Kind kürzlich einen Schneepflug im Einsatz erlebt und so das Wort gelernt hat.
- Die Erzieherin reagiert mit einer direkten Korrektur: *!!NEE!!./(.) !DAS! ist kein !SCHNEE!pfluch.//* (Z030-031), die durch den sehr nachdrücklichen Tonfall wie eine Ablehnung wirken kann. Sie fragt dann indirekt ein Kind 1 (Gregor): *=weiß der GREgor schon was das IST?//* (Z032).
- Gregor benennt allerdings ein anderes Bild auf der Seite: *ein FAHRrad;//* (Z033).
- Auch jetzt greift die Erzieherin korrigierend ein – sie besteht auf der korrekten Bezeichnung des Müllauto-Bildes und spricht nun Kind 3 an (Annelies): *DAS ist auch kein !!FAHR!!rad.//* *=ANnelies;=was denkstn DU was das ist;//* (Z0034).
- Annelies schließlich stellt Kohärenz her, indem sie ein passendes Bild im Buch sucht, nämlich das Bild vom Fahrrad, darauf zeigt und nachdrücklich sagt: *!!IS!! ein !FAHR!rad.//* (Z036).
- Die Erzieherin räumt ein, dass auf dem von Annelies gezeigten Bild tatsächlich ein Fahrrad zu sehen ist: *!HIER! isn fahrrad.//* (Z037). Sie beharrt allerdings weiterhin auf der korrekten Benennung des Müllautos: *=und was wirdn DAS hier sein;//* (Z038).

Die Beharrung der Erzieherin auf der korrekten Benennung des Müllautos ist insofern erklärlich, als es sich beim Müllauto um einen wichtigen Erzählgegenstand des Buches handelt, der in Größe und Position auf allen Buchseiten immer besonders ins Auge fällt. Aber ihre Beharrung wirkt tadelnd, maßregelnd und ermuntert nicht gerade zum Erzählen. Eine Alternative wäre gewesen, dass die Erzieherin sich von ihrer Absicht gelöst hätte, dass das Müllauto korrekt benannt wird, und stattdessen zunächst auf das Interesse der Kinder eingegangen wäre. So hätte sie zum Beispiel den Fachwort-Gebrauch (*Schneepflug*) von Kind 3 würdigen und das Kind nach seiner Erfahrung damit fragen können. Auf diese Weise hätte vielleicht eine Erzählung oder ein Erlebnisbericht beginnen können. Außerdem hätte die Erzieherin die Äußerung von Kind 3 zum Fahrrad aufgreifen können, da auf diesem Bild ein Mann zu sehen ist, der sein kaputtes Fahrrad betrachtet (platter Reifen). Das Fahrrad taucht ebenso wie das Müllauto im gesamten Buch mehrmals auf und bietet zahlreiche Anlässe, eine Geschichte zu entwerfen.

Die Erzieherin guckt weder die Kinder an bzw. verfolgt deren Blickrichtung noch hat sie die gesamte Buchseite im Blick. Sie ist stattdessen lediglich auf das Müllauto fixiert (sie guckt darauf und erwartet offensichtlich, dass die Kinder ihren Fokus übernehmen). Dadurch provoziert sie zwar andere Bezeichnungen, aber das Gespräch bleibt im Modus des Abfragens, Benennens und Korrigierens stecken, und das ändert sich auch im weiteren Verlauf der Aufnahme nicht. Erstaunlicherweise läuft diese Passage störungsfrei ab – die Kinder sind offensichtlich an diese Art von Abfrage gewöhnt, sie gehorchen.

An solchen Beobachtungen hat die sprechwissenschaftliche Schulung der Erzieherinnen innerhalb des Landesmodellprojekts angesetzt (Kurtenbach 2011). Die Erzieherinnen wurden angeregt, kindliche Kommunikationsimpulse wahrzunehmen, kindlichen Gesprächsimpulsen gegenüber wachsam zu sein, sich Zeit zu nehmen und sich auf den Moment einzulassen, in welchem ein Kind eine Äußerung an sie richtet.

7   Ausblick

In diesem Beitrag wurden exemplarisch wichtige sprachliche Kriterien im Gesprächsverlauf analysiert, die im Landesmodellprojekt „Sprache fördern" als sprachförderlich bewertet und quantitativ untersucht worden sind. Das Hauptaugenmerk wurde darauf gerichtet, inwiefern die Erzieherinnen auf kindliche Impulse eingehen und sie in einen konkreten Gesprächskontext einbinden. In dem hier untersuchten Prä-Korpus zeigte sich, dass die Äußerungen der Erzieherinnen sehr häufig zu den vorangegangenen Äußerungen der Kinder kohärent waren.

Mit den qualitativen Analysen von Gesprächsverläufen konnte gezeigt werden, dass bestimmte Sprachlehrstrategien im Gesprächsprozess eine förderliche Wirkung haben, wie Bestätigungen, (modifizierende, weiterführende und verbesserte) Wiederholungen kindlicher und eigener Äußerungen und thematische Fortführungen mittels kontextbezogener Fragen. Diese Ergebnisse decken sich mit denen anderer Autoren, wonach Aufmerksamkeitszentrierung auf den thematischen Fokus des Kindes, mehrfach wiederholte Äußerungen zum gleichen Thema, Fragen, thematische Fortführungen sowie Modellier- und Korrekturtechniken mit der Sprachentwicklung des Kindes positiv korrelieren (vgl. stellvertretend Hoff-Ginsberg 2000, 484ff.).

Aus den Analysen wird deutlich, dass sich die hier betrachteten Strategien im Gesprächsprozess immer nur dann als sprach- und gesprächsförderlich erweisen, wenn sie in einen für die Kinder bedeutungsvollen Kontext eingebettet sind und sich an ihrem aktuellen Interesse oder ihren Erfahrungen orientieren. Dann können sie die Kinder zu eigenen kohärenten Äußerungsproduktionen anregen, mit denen auch schon sehr junge Kinder mitunter sogar ein etabliertes Thema über mehrere Turns verfolgen können. Es gibt im hier analysierten Prä-Korpus aber auch einige Beispiele für schematischen, schablonenhaften Gebrauch der üblicherweise als sprachförderlich gewerteten sprachlichen Strategien. Hier ist Albers (2009, 65) zuzustimmen, der Vorschläge zur Verbesserung des Sprachmodells ohne Kontexteinbettung (also z.b. mit gezielter hochfrequenter Verwendung von bestimmten Begriffen) für wenig zielführend hält. In den hier vorgestellten Gesprächsausschnitten entwickelt sich bei schematischem, starrem Gebrauch von Sprachlehrstrategien kein kohärentes Gespräch im Sinne eines gemeinsam zu bearbeitenden Themas und eines Gebrauchs komplexer sprachlicher Kommunikationsformen. Stattdessen bleibt es überwiegend beim basalen Kommunikationsmuster des Identifizierens und einfachen Benennens von abgebildeten Personen und Gegenständen. In diesen Fällen gelingt es den Erzieherinnen nicht, mit eigenen Gesprächsimpulsen über das kindliche Niveau hinauszugehen und die Kinder in eine spezifische kommunikative Handlungspraxis einzubinden (vgl. Braun 2007). Vor allem die vierjährigen Kinder werden dadurch eindeutig unterfordert und verlieren die Lust am Bilderbuch-Betrachten.

Diese Erkenntnisse sind bei der Konzeption von Fortbildungen zum Gesprächshandeln der Erzieherinnen zu berücksichtigen. So sollte es nicht in erster Linie um ein isoliertes Training von Sprachlehrstrategien gehen, sondern es ist vorrangig eine Sensibilisierung der pädagogischen Fachkräfte für eigenes und fremdes Gesprächsverhalten in konkreten Gesprächskontexten anzustreben. Die Analysen konnten zeigen, dass

- Erzieherinnen in vielen Situationen bereits Kompetenz im Sinne gesprächsfördernder Verhaltensweisen haben
- gelungene Gespräche neben dem Kommunikationsstil der Fachkräfte von vielen anderen Faktoren abhängen, zum Beispiel von den Persönlichkeiten der Kinder (Interessen, Aufmerksamkeitsspanne, Alter, Erzählmotivation u.v.m.), von der Gruppendynamik unter den Kindern u.a.
- die Wirkungen von Sprachlehrstrategien situativ und kontextabhängig immer unterschiedlich ausfallen
- die Erzieherinnen sehr viele ganz unterschiedliche gesprächsfördernde Funktionen wahrnehmen müssen, damit die Kommunikation mit den Kindern gelingen kann (z.B. Neugier wecken, Aufmerksamkeit lenken, Inhal-

te strukturieren, für das Buch begeistern, zum Sprechen motivieren und herausfordern, Impulse aufgreifen bis zum Zurückstellen eigener Äußerungen; abwarten, beobachten, zuhören).

Es stellt eine große Herausforderung für das pädagogische Fachpersonal dar, all diese Funktionen mit den entsprechenden Sprachlehrstrategien sensitiv-responsiv, kontextbezogen und flexibel zu berücksichtigen. Wesentliche Voraussetzung dafür ist die Ausbildung von Analysekompetenz. Setzen Fortbildungen anhand von Videoanalysen am realen Gesprächshandeln an, so können die Erzieherinnen in einem ersten Schritt befähigt werden, das eigene Verhalten zu reflektieren. Sie können bereits vorhandene sprachförderliche Verhaltensweisen in ihrer positiven Wirkung auf die Kinder erkennen, sich aber auch hemmende Verhaltensweisen bewusst machen. Darauf aufbauend können sie in den Schulungen mit verschiedenen Methoden Alternativen zum aktuellen Gesprächsverhalten ausprobieren und üben. Vor allem aber geht es darum, die erworbenen Fähigkeiten zur kontextbezogenen Sprach- und Kommunikationsförderung behutsam (und vor allem trainerisch begleitet) über mehrere Schritte in den Kommunikationsalltag in der Kita zu überführen. Nicht zuletzt muss betont werden, dass es sich bei den Kindern in den analysierten Bilderbuchbetrachtungen um Kinder mit einem besonderen Sprachförderbedarf handelte. Um Gespräche mit diesen Kindern kommunikationsförderlich zu gestalten, ist es unbedingt erforderlich, ihre sprachlichen Besonderheiten zu kennen, um ihrem sprachlichen Entwicklungsstand entsprechend kommunikative Angebote zu machen.

Beim genauen Betrachten und Analysieren der Videoaufnahmen wurde deutlich, dass die Erzieherinnen auch den Sprechausdruck, den Blickkontakt und die körperliche Zuwendung nutzen, um die Gespräche zu strukturieren. Um die Aufmerksamkeit der Kinder zu gewinnen oder zu lenken, verwenden sie zum Beispiel einen illustrierenden Sprechausdruck, der das Gesagte veranschaulicht und unterstützt (geheimnisvoll-flüsternd oder drohend-dunkel o.ä.); oft begleitet durch den unterstützenden Einsatz von Mimik und Gestik bzw. Körperausdruck. Sie legen zum Beispiel den Arm um ein Kind, helfen einem Kind, wenn es sich hinsetzen möchte, nehmen ein Kind auf den Schoß und unterstreichen ihre sprachlichen Äußerungen mit Berührungen der Kinder.

Sprachförderliches Verhalten vor allem gegenüber sehr jungen Kindern kann demzufolge nicht auf sprachliche Kriterien reduziert werden. Es ist stattdessen davon auszugehen, dass sich neben dem sprachlichen Input auch der Sprech- und Körperausdruck der Erzieherinnen sprachförderlich auf die Kinder auswirken kann. Die Beobachtung der Gespräche zwischen Erzieherinnen und Kindern hat gezeigt, dass es außersprachliche Aspekte zu beachten gilt, die einen erheblichen Einfluss auf die Gesprächsqualität nehmen. Deswegen hat Nixdorf (2012 und in diesem Band) ausgewählte para- und nichtsprachliche Kriterien analysiert.

8 Literaturverzeichnis

Abschlussbericht des Landesmodellprojekts „Sprache fördern" – Erprobung und Multiplikation von Methoden der Sprachförderung in Kindertagesstätten (2011). Berufsbildungswerk Leipzig für Hör- und Sprachgeschädigte gGmbH. <http://www.bbw-leipzig.de/fileadmin/sprache_foerdern/Abschlussbericht/Abschlussbericht_e-book.pdf> (15.2.2013).

Albers, Timm (2009): Sprache und Interaktion im Kindergarten. Eine quantitativ-qualitative Analyse der sprachlichen kommunikativen Kompetenzen von drei- bis sechsjährigen Kindern. Klinkhardt Verlag Bad Heilbrunn.

Beller, Kuno / Beller, Simone / Mertens, Hans / Preissing, Christa (2007): Abschlussbericht des Projekts. Erzieherqualifikation zur Erhöhung des sprachlichen Anregungsniveaus in Tageseinrichtungen für Kinder. Eine Interventionsstudie. Berlin. <http://www.beller-und-beller.de/ESIA-Abschlussbericht-05-2007-2.pdf> (14.02.2011).

Berner, Rotraut Susanne (2008): Frühlingswimmelbuch. Gerstenberg Verlag Hildesheim.

Bose, Ines (2003): dóch da sín ja ' nur mûster // - Kindlicher Sprechausdruck im sozialen Rollenspiel. (Hallesche Schriften zur Sprechwissenschaft und Phonetik 9). Peter Lang Verlag Frankfurt a. M. u.a.

Braun, Barbara (1995): Vorläufer der literarischen Sozialisation in der frühen Kindheit – eine entwicklungspsychologische Fallstudie. Peter Lang Verlag Frankfurt a. M. u.a.

Braun, Barbara (2007): Gemeinsam ein Bilderbuch lesen – Vermitteln und Aneignen in der Kommunikation von Mutter und Kind. In: Meng, Katharina / Rehbein, Jochen (Hg.): Kindliche Kommunikation – einsprachig und mehrsprachig. Waxmann Verlag Münster u.a., 127-154.

Dannenbauer, Friedrich M. (1999): Grammatik. In: Baumgartner, Stephan / Füssenich, Iris (Hg.): Sprachtherapie mit Kindern. Reinhardt Verlag UTB München, 105-161.

Dannenbauer, Friedrich Michael (2002): Grammatik. In: Baumgartner, Stephan / Füssenich, Iris (Hg.) (2002): Sprachtherapie mit Kindern. Reinhardt Verlag München, 105-161.

Grimm, Hannelore (1990): Über den Einfluss der Umweltsprache auf die kindliche Sprachentwicklung. In: Neumann, Klaus / Charlton, Michael (Hg.): Spracherwerb und Mediengebrauch, Narr Verlag Tübingen, 99-112.

Grimm, Hannelore (1994): Entwicklungskritische Dialogmerkmale in Mutter-Kind-Dyaden mit sprachgestörten und sprachunauffälligen Kindern. In: Zs. f. Entwicklungspsychologie und Pädagogische Psychologie 26/1. Göttingen, 35-52.

Grimm, Hannelore (2003): Sprachscreening für das Vorschulalter. (unter Mitarbeit von M. Aktas und U. Kießig). SSV. Hogrefe Verlag Göttingen.

Hoff-Ginsberg, Erika (2000): Soziale Umwelt und Sprachenlernen. In: Grimm, Hannelore (Hg.): Enzyklopädie der Psychologie. CIII. Band 3: Sprachentwicklung. Hogrefe Verlag Göttingen, 463-494.

Jampert, Karin / Fried, Lilian / Sens, Andrea (2007): Schlüsselkompetenz Sprache. Sprachliche Bildung und Förderung im Kindergarten. Konzepte, Projekte, Maßnahmen. Verlag Das Netz Weimar u.a.

Kurtenbach, Stephanie (2011): Einblick in die Qualifizierungsmaßnahme des Landesmodell-projekts Sprache fördern, Sachsen: Methoden der Sprachförderung. In: Sievert, Ulrike / Voigt-Zimmermann, Susanne (Hg.): Klinische Sprechwissenschaft. Aktuelle Beiträge aus Wissenschaft, Forschung und Praxis. (HSSP 35). Peter Lang Verlag Frankfurt a. M. u.a., 127-133.

Nixdorf, Sophie (2012): Formen und Funktionen des Sprechausdrucks - Gespräche zwischen Erzieherinnen und Kindern in Bilderbuchsituationen unter sprachtherapeutischem Aspekt. Masterarbeit Halle (Saale). (Mskr.).

Ritterfeld, Ute (2000): Welchen und wie viel Input braucht das Kind? In: Grimm, Hannelore (Hg.): Enzyklopädie der Psychologie. C III, Bd. 3: Sprachentwicklung. Hogrefe Verlag Göttingen u.a., 403-432.

Ritterfeld, Ute / Siegert, Susanne (2000): Die Bedeutung naiver Sprachlehrstrategien in Erwachsenen-Kind-Dyaden. In: Logos Interdisziplinär. 8. Jg./1. Köln, 37-43.

Seidl, Michaela (2008): Sprachliche Förderung durch Vorlesen. Dokumentation und Analyse gesprächszentrierter Vorlesesituationen mit Bilderbüchern mit spezifischem Sprachför-derpotenzial. Deutsches Jugendinstitut e.V. München. <http://www.dji.de/bibs/384_9882_Vorlesesituationen.pdf> (15.2.2013).

Selting, Margret et al. (2009): Gesprächsanalytisches Transkriptionssystem 2 (GAT 2). In: Gesprächsforschung – Online-Zeitschrift zur verbalen Interaktion (ISSN 1617-1837). 10, 353-402. <www.gespraechsforschung-ozs.de>.

Thieme, Tabitha (2011): Gesprächsverhalten von Erzieherinnen mit zwei- und vierjährigen Kindern in einer Bilderbuchsituation – eine empirische Untersuchung. Dipl.-arbeit Halle (Saale). (Mskr.).

Van Kleeck, Anne (2003): Research on book sharing: Another critical look. In: van Kleeck, Anne / Stahl, Steven A. / Bauer, Eurydice B. (Eds.): On reading books to children: Parents and teachers. Lawrence Erlbaum Associates Inc. Mahwah / New Jersey, 271-320.

9   Legende der Notationszeichen

Die Gesprächsausschnitte sind mit einer Kodierung versehen, die Angaben zu Ort, Erzieherin und Alter der Kinder enthält. Die Notate lehnen sich stark an das Feintranskript von GAT 2 (Selting et al. 2009) an, sie enthalten aber wenige zusätzliche Angaben zur Sprechgliederung.

- Siglen
  K1, K2 usw.   Kinder
  ERZ   Erzieherin
- Sprechgliederung (Aussprüche: prosodisch abgeschlossene Sprecheinheiten; Teilaussprüche: prosodisch nicht nichtabgeschlossene Sprecheinheiten)
  //   Ausspruchsgrenze
  /   Teilaussspruchsgrenze
- Akzentuierung (im Vergleich zu GAT 2 vereinfacht)
  NIEder   Akzentsilbe in Sprecheinheiten

Untersuchung von Schulungseffekten auf das Gesprächsverhalten von Erzieherinnen

Michaela Kupietz, Leipzig

„Da kommt schon wieder das orange Müllauto, richtig. " In dieser Antwort der Erzieherin auf einen Gesprächsimpuls eines Kindes beim Betrachten eines Bilderbuchs wird deutlich, wie sich ein sprachförderliches Verhalten auf der verbalen Ebene zeigen kann. Neben der *Wiederholung* der kindlichen Äußerung trägt auch die *Bestätigung* des Gesagten *(„richtig")* zur Sprachförderung bei.

Der vorliegende Artikel resümiert die Ergebnisse eines Prä-Post-Vergleichs, der mit Hilfe dieser und anderer Kennzeichen Effekte einer Schulung von Erzieherinnen zur Sprachförderung untersucht.

1 Ausgangspunkt

Das Landesmodellprojekt des Freistaats Sachsen „Sprache fördern" wurde von Oktober 2007 bis September 2011 durchgeführt. Dabei sollte vor allem durch eine umfassende Schulung das sprachförderliche Gesprächsverhalten von Erzieherinnen ausgewählter Kindertagesstätten optimiert werden. Eine detaillierte Vorstellung des Projekts geben Kurtenbach / Bose / Thieme (in diesem Band).

Einen Teil der Evaluation des Landesmodellprojekts bildeten Videoanalysen zum Gesprächsverhalten der Erzieherinnen, während diese mit zwei- und vierjährigen Kindern ein Bilderbuch betrachten. Diese Videoanalysen wurden von Tabitha Thieme und Michaela Kupietz im Rahmen von Abschlussarbeiten vorgenommen.

Thieme (vgl. 2011) erstellte sowohl ein Videokorpus 2009 vor der Schulung als auch ein Videokorpus 2010 im Anschluss daran. Die Untersuchung des Korpus 2009 kombinierte sie mit der Entwicklung eines Kriterienkatalogs als Analyseinstrument (vgl. Beitrag in diesem Band). Um Schulungseffekte ermitteln zu können, wurde in der Masterthesis (vgl. Kupietz 2012) auf diesen Kriterienkatalog zurückgegriffen. Er fand sowohl für eine Einzelanalyse des Korpus von 2010 als auch für eine Vergleichsanalyse beider vorhandener Korpora Verwendung. Im Verlauf des vorliegenden Beitrags wird über den Prä-Post-Vergleich berichtet. Dabei werden, wenn nicht anders ausgewiesen, die Erkenntnisse der Masterthesis referiert. Darin sollten unter anderem folgende Forschungsfragen beantwortet werden (ebd., 21):

- In welchen Kriterien konnten sich die Erzieherinnen durch die Schulung signifikant verbessern?
- Welche Kriterien konnten trotz Schulung noch keine bedeutende Veränderung erfahren?

Der Vergleich bezog sich hauptsächlich auf einen Teil der Schulungsinhalte zum Thema Sprachförderung (vgl. Kurtenbach 2011, 129):

- Sprachförderliche Grundhaltung „Aufmerksames Zuhören"
- Gemeinsame Aufmerksamkeit als Grundpfeiler erfolgreicher Kommunikation zwischen Kind und Erzieherin
- Selbstreflexion des kommunikativen Verhaltens
- Sprachförderstrategie verbesserte Wiederholung.

Kurtenbachs therapeutischen Erfahrungen nach beeinflussen *Aufmerksames Zuhören* und *Gemeinsame Aufmerksamkeit* „das Kommunikationsverhalten zwischen Kindern und Erwachsenen in ganz besonderem Maße positiv" (ebd., 130).

2   Methodik der Vergleichsanalyse

Die Gewinnung der Gesamtkorpora geschah auf Grundlage der ethnographischen Feldforschung (vgl. Friebertshäuser/Panagiotopoulou 2010). Um aus der Fülle an Informationen eine vergleichbare Datenmenge zu erhalten und um diese quantitativ untersuchen zu können, wurde die reduktive Datenanalyse (vgl. Lamnek 2010) angewendet. Zu diesem Zweck wurde durch Transkription von Gesprächsausschnitten, welche 100 Äußerungen der Erzieherinnen enthielten und stets mit der ersten Äußerung zum Bilderbuch begannen, ein Ereigniskorpus (vgl. Brinker/Sager 2010, 53) erstellt. Transkribiert wurde in ELAN mit dem *Gesprächsanalytischen Transkriptionssystem* (GAT 2; Selting et al. 2009) auch für die Aufnahmen von 2010 Verwendung. Anschließend wurden die Transkripte unter Einsatz des Kriterienkatalogs analysiert. Für die Aufnahmen vor der

Schulung lagen das Ereigniskorpus und die Analyseergebnisse von Thieme (2011) vor.

Im ersten Schritt des Vergleichs der beiden Ereigniskorpora wurden die Veränderungen der Merkmale und Merkmalsbündel durch Graphiken veranschaulicht und interpretiert. Für die Auswertung wurde entgegen der üblichen Vorgehensweise der Median und nicht der Mittelwert verwendet. Dies gründete darin, dass die Stichprobengröße mit $N=22$ so gering war, dass der Mittelwert angesichts zu vieler Ausreißer zu verfälschen drohte. Im Anschluss wurden die Ergebnisse unter Anwendung des Statistikprogramms *PASW Statistics 18.0* auf Signifikanz geprüft. Bei der Datenerhebung für das Korpus 2010 handelte es sich um eine Messwiederholung. Demzufolge wurde der Signifikanztest nach *Wilcoxon* herangezogen (vgl. Schäfer 2011, 144f.). Dabei wurde eine Irrtumswahrscheinlichkeit von $\alpha=0,05$ angenommen und die einseitige exakte Signifikanz ausgewertet, da eine klare Richtung der Veränderung der Werte postuliert werden konnte. In diesem Zusammenhang zeigte sich ebenso, dass der Median zu bevorzugen war, da er (und nicht der Mittelwert) für den *Wilcoxon*-Test genutzt wurde.

3   Ergebnisse der Untersuchung

Die Ergebnisse der Vergleichsuntersuchung wurden entsprechend Thiemes Vorgabe in zwei Hauptkategorien gegliedert:

- Allgemeine Gesprächsdaten und Äußerungsmerkmale
- Kommunikativer Bezug der Erzieherinnen auf das kindliche Verhalten.

Die Merkmale sind bei Kurtenbach / Bose / Thieme (in diesem Band) exemplarisch näher beschrieben. In der zweiten Hauptkategorie behandelt der Kriterienkatalog sowohl die verbale als auch die paraverbale und nonverbale Ebene (Thieme 2011; Nixdorf 2012). Dementgegen konzentrierte sich der Prä-Post-Vergleich in der hier vorgestellten Masterthesis allein auf die sprachlichen Kriterien der Berücksichtigung der kindlichen Initiativen. Das Korpus wurde zudem getrennt nach dem Alter der Kinder untersucht. Da diese Ergebnisse aufgrund der Schulungsmodalitäten wenig aussagekräftig waren, bleiben sie im Folgenden unbeachtet.

3.1 Vergleich der allgemeinen Gesprächsdaten und Äußerungsmerkmale

3.1.1 Redeanteil

Das Kriterium Redeanteil (verstanden als Zahl der Gesprächsbeiträge zwischen Sprecherwechseln) wurde zum einen für die am Gespräch beteiligte Erzieherin und zum anderen für die Kinder als Gesprächspartner gemessen. Hier war zu beobachten, dass beim Anstieg des Redeanteils auf der einen Seite dieser auf der anderen Seite im gleichen Maße abnahm. In der Summe wurde somit erwartungsgemäß immer 100% erreicht.

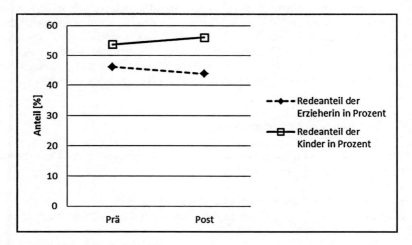

Abb. 1: Vergleich der Redeanteile

Die Kinder hatten bereits in der Ist-Stand-Analyse des Korpus 2009 einen größeren Anteil an Gesprächsbeiträgen als die Erzieherinnen. Durch das Einwirken der Schulung wurde der kindliche Redeanteil zudem um 2,3% gesteigert. Damit reduzierte sich der Redeanteil der Erzieherin um denselben Wert. Diese Ergebnisse waren mit $p=0,04$ signifikant.

Hierin kann ein Indiz für ein sprachförderliches Verhalten gesehen werden. Die Pädagoginnen nahmen sich selbst zurück und gaben so den Kindern mehr Raum zum Sprechen.

3.1.2 Durchschnittliche Anzahl der Wörter pro Turn (DAWT)

Dieses Merkmal beschreibt, wie viele Wörter ein Sprecher im Durchschnitt in seinen Gesprächsbeiträgen spricht. ‚Turn' ist hier also mit ‚Gesprächsbeitrag' gleichzusetzen. Im Folgenden wird die Kurzbezeichnung DAWT verwendet.

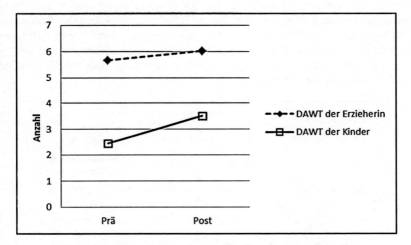

Abb. 2: Vergleich der durchschnittlichen Anzahl der Wörter pro Turn (DAWT)

Die Schulung bewirkte bei beiden Gesprächsteilnehmern eine Erhöhung der DAWT, wobei die Kinder mit 1,06 Wörtern je Gesprächsbeitrag eine stärkere Steigerung erzielten als die Erzieherinnen mit nur 0,35 Wörtern pro Turn. Die Prüfung der Signifikanz zeigte, dass das Ergebnis der DAWT der Kinder mit $p=0$ bedeutend ist, während mit $p=0,098$ die DAWT der Erzieherin nicht signifikant gesteigert wurde.

Die Kinder kamen in der Nachuntersuchung nicht nur häufiger zu Wort, sondern formulierten auch längere Äußerungen. Dies wurde als positiver Effekt der Schulung gewertet. Die Erzieherinnen reduzierten die Häufigkeit ihrer Gesprächsbeiträge, brachten aber im Durchschnitt gleich lange Äußerungen (mit der Tendenz zur Steigerung) in das Gespräch ein. Dieses Ergebnis ist allein auf Basis der quantitativen Betrachtung nicht eindeutig zu interpretieren. Es könnte sich ebenfalls um einen Schulungseffekt handeln, der zeigt, dass die Erzieherinnen bewusster mit eigenen Äußerungen umgehen und daher die Häufigkeit der Gesprächsbeiträge abnahm, nicht aber die Äußerungslänge. Eine qualitative Auswertung könnte diesen oder weitere Erklärungsansätze aufdecken.

3.1.3 Formen des Sprecherwechsels

Dieses Merkmalsbündel umfasst – bezogen auf die Art des Sprecherwechsels – Überlappungen und Unterbrechungen jeweils insgesamt und für die Gesprächsteilnehmer einzeln betrachtet. *Überlappungen* liegen vor, „wenn zwei oder mehr Teilnehmer an derselben Interaktion simultane Äußerungen oder Äußerungsbestandteile produzieren" (Seltting 2001, 1064). Im Korpus finden sich solche Überlappungen zum Beispiel dann, wenn Erzieherinnen kindliche Äußerungen bekräftigen und zum Weiterreden motivieren, aber auch dann, wenn sich Kinder untereinander angeregt über ein Thema unterhalten. *Unterbrechungen* dagegen werden als Ausdruck kompetitiven Sprechens gewertet und führen zu einem Sprecherwechsel (vgl. Selting ebd.).

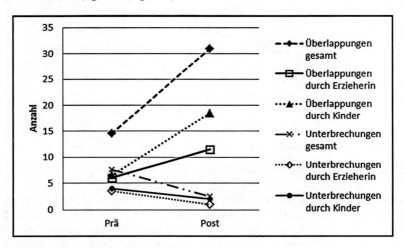

Abb. 3: Vergleich der Sprecherwechselformen

Insgesamt wiesen die Überlappungen eine starke Steigung auf. Die Erzieherinnen nutzten zum Sprecherwechsel 5,5 Überlappungen mehr als zuvor. Dies war mit *p*=0 signifikant. Die Berechnung dieser Sprecherwechselform bei den Kindern ergab eine Erhöhung um 12 mit einer ermittelten Signifikanz von *p*=0,003. Die Überlappungen gesamt nahmen um 16,5 zu. Auch diese Differenz war mit *p*=0 bedeutend. Fehlende Werte bei der Summenbildung waren der Entstehung der Mediane geschuldet.

Demgegenüber fielen die Unterbrechungen generell schwach ab. Die Erzieherinnen verwendeten 2,5 Unterbrechungen weniger und die Kinder 2 Unterbrechungen. Die Unterbrechungen gesamt verringerten sich um 5. Diese Unterschiede waren jeweils mit *p*=0 signifikant.

Dies lässt darauf schließen, dass die Schulung den Effekt hatte, den Erzieherinnen ein *Aufmerksames Zuhören* und die *Gemeinsame Aufmerksamkeit* bewusst werden zu lassen. Die eher sprachhemmenden Unterbrechungen wurden noch seltener eingesetzt. Die häufigeren Überlappungen sind eher als Ausdruck von lebendigen Gesprächen zu werten, bei denen durch den bewussten Einsatz kommunikationsfördernder Verhaltensweisen der Erzieherinnen die Sprechfreude der Kinder stark angeregt wird. Um diese Schlussfolgerung zu stützen, müssen aber qualitative Untersuchungen am Korpus durchgeführt werden.

3.1.4 Äußerungskomplexität

Dieses Kriterium betrifft die grammatikalische Komplexität von Äußerungen. Konkret wirkt sich nach Grimm (1990, 105) eine höhere durchschnittliche Anzahl von Nominalphrasen pro Äußerung förderlich auf den Syntaxerwerb aus. In Absprache mit Grimm wurden im vorliegenden Korpus sowohl die ‚Nominalkomplexität' (alle Nomen pro Äußerung) als auch die ‚Verbalkomplexität' (alle Verben pro Äußerung) untersucht. In der diesem Artikel zugrunde liegenden Masterthesis wurde festgestellt, dass die Berechnung dieses Merkmalsbündels voraussichtlich zu ungenau erfolgt ist (vgl. Kupietz 2012, 57f.). Daher sind die Ergebnisse des Vergleichs der ‚Nominal- und Verbalkomplexität' unsicher. Sie werden der Vollständigkeit wegen dennoch vorgestellt.

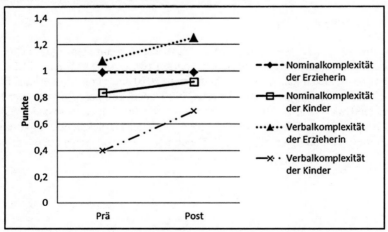

Abb. 4: Vergleich der Nominal- und Verbalkomplexität

Die Nominalkomplexität der Erzieherin ist bei 1,0 Punkten gleich geblieben. Damit waren die Äußerungen der Pädagoginnen vor und nach der Schulung (bei einer maximal erreichbaren Punktzahl von 2 Punkten) im Mittel nur halb so komplex wie möglich. Eine bedeutende Veränderung wurde angesichts dessen nicht erreicht, was sich in der Signifikanzprüfung mit $p=0,49$ widerspiegelte. Die Erhöhung der Nominalkomplexität der Kinder um 0,08 Punkte war mit $p=0,177$ ebenso nicht signifikant.

Die Differenz der Verbalkomplexität betrug bei den Erzieherinnen 0,175 Punkte und bei den Kindern 0,3 Punkte. Beide Merkmale stiegen mit $p=0$ signifikant an.

Diese Ergebnisse lassen sich damit erklären, dass in der Schulung ein rein grammatischer Schwerpunkt nicht gesetzt worden war. Dies ist auch aus dem Erziehermanual zum Sprachfördermodul ersichtlich (vgl. Kurtenbach 2009). Die Kinder konnten dennoch ihre Nominal- und Verbalkomplexität steigern. Dies wirft die Frage auf, ob sie bereits ohne Fokus auf die grammatischen Einzelheiten von dem verbesserten sprachförderlichen Gesprächsverhalten der Erzieherinnen profitieren konnten – auch hier sind qualitative Analysen notwendig. Daneben sind aber auch Messfehler aufgrund der Art und Weise der Berechnung nicht auszuschließen (vgl. Kupietz 2012, 65).

3.1.5 Vergleich der Kriterien zum kommunikativen Bezug der Erzieherinnen auf das kindliche Verhalten

3.1.6 Kindliche Initiative

Es wurde untersucht, wie häufig Kinder das Gespräch anregen, indem sie einen Impuls anbieten, und wie die Erzieherin darauf reagiert (vgl. Thieme 2011, 55). Hierbei ist zu beachten, dass für das Korpus 2010 lediglich die verbale Ebene betrachtet wurde, während das Korpus 2009 auch auf para- und nonverbaler Ebene analysiert wurde. Bei einer Auswertung aller Sprachebenen des Korpus 2010 ist zu erwarten, dass zumindest die Anzahl der Berücksichtigungen kindlicher Initiativen höher ausfällt, da diese auch para- und nonverbal ausfallen kann.

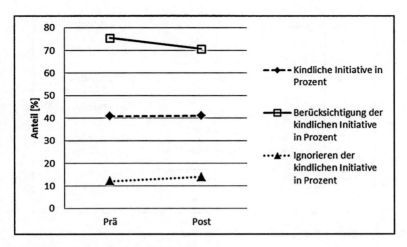

Abb. 5: Vergleich der kindlichen Initiative

Der Vergleich der *kindlichen Initiativen* zeigt eine geringe Steigerung um 0,22%, die mit *p*=0,305 als nicht signifikant zu bewerten ist. Die *Berücksichtigung der kindlichen Initiativen* verringerte sich um 4,71%. Dieses Ergebnis ist mit *p*=0,4 ebenso nicht bedeutend wie das *Ignorieren der kindlichen Initiativen* (*p*=0,16), das sich um 1,91% erhöhte.

Dieses Ergebnis lässt die vorsichtige Interpretation zu, dass bei wenig gestiegener Initiative seitens der Kinder die Erzieherinnen etwas seltener darauf eingegangen sind. Möglicherweise war die Sprechfreude der Kinder bereits so groß, dass die Pädagoginnen nicht mehr auf alle Impulse der Kinder adäquat reagieren konnten (vgl. die Ergebnisse zu den Überlappungen).

3.1.7 Sprachliche Anpassung

Mit diesem Merkmalsbündel wurde untersucht, wie sich die Erzieherinnen sprachlich an die Äußerungen der Kinder anpassen. Dabei wurde neben der sprachlichen Angrenzung auch die thematische Kohärenz erfasst. Zudem wurde die Themenanzahl des Gesprächs gezählt und erhoben, wie viele Äußerungen pro Thema die Erzieherinnen im Durchschnitt gesprochen haben.

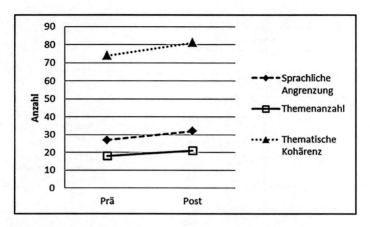

Abb. 6: Vergleich der sprachlichen Anpassung

Der Prä-Post-Vergleich ergab, dass die sprachliche Angrenzung um fünf Angrenzungen, die Themenanzahl um drei Themen und die thematische Kohärenz um sieben Kohärenzen zugenommen haben. Diese Steigerungen sind signifikant: sprachliche Angrenzung mit $p=0,017$, Themenanzahl mit $p=0,044$ und thematische Kohärenz mit $p=0,014$.

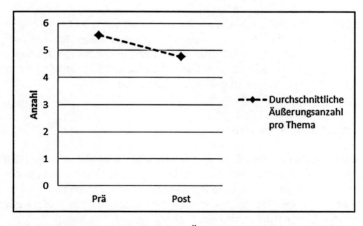

Abb. 7: Vergleich der durchschnittlichen Äußerungsanzahl pro Thema

Die durchschnittliche Äußerungsanzahl pro Thema hat sich um 0,8 verringert. Also nutzten die Erzieherinnen circa eine Äußerung pro Thema weniger. Die Signifikanz wurde mit $p=0,068$ allerdings nicht bestätigt.

Alles in allem kristallisiert sich bei der Betrachtung dieses Merkmalsbündels heraus, dass die Schulung einen positiven Effekt auf das sprachförderliche Verhalten der Erzieherinnen hatte. Sie konnten ihr aktives Zuhören verbessern sowie häufiger an die Themen und Äußerungen der Kinder anschließen. Das Aufgreifen der kindlichen Themen zeigt zudem, dass die Erzieherinnen beim gemeinsamen Betrachten des Bilderbuches die Gesprächsführung an die Kinder öfter abgaben und dass neue, für die Kinder interessante Gesprächsimpulse entstanden.

3.1.8 Wiederholung der Äußerungen

Hierunter fallen Kriterien, die zeigen, auf welche Art und Weise die Erzieherin eine kindliche Äußerung wiederholt. Dabei war zu unterscheiden, ob sie die Äußerung des Kindes verbessert und ob sie durch zusätzliche Wörter die Aussage des Kindes erweitert. Darüber hinaus wurde erfasst, wie häufig die Erzieherin ihre eigenen Äußerungen wiederholt. Kritisch zu betrachten ist, dass die Rohwerte dieses Merkmalsbündels sehr gering ausfielen.

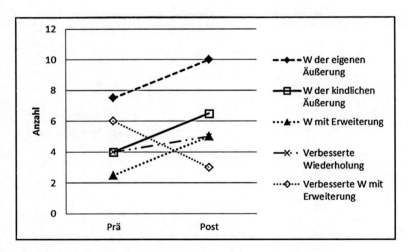

Abb. 8: Vergleich der Wiederholungen (W) der Äußerungen

Vier der fünf Kriterien konnten durch die Schulung gesteigert werden. Die *Wiederholung der eigenen Äußerung* erhöhte sich bedeutend um 2,5 (p=0,018). Dieselbe Zunahme war bei der *Wiederholung der kindlichen Äußerung* und bei der *Wiederholung mit Erweiterung* zu beobachten. Bei der Wiederholung der kindlichen Äußerung bestätigte sich die Signifikanz mit p=0. Für die Wiederholung mit Erweiterung wurde eine Signifikanz von p=0,002 errechnet. Die Steigerung der *verbesserten Wiederholung* um 1 war mit p=0,449 nicht bedeutend. Die *verbesserte Wiederholung mit Erweiterung* sank um 3 mit einer Signifikanz von p=0,014.

Kurtenbach / Bose / Thieme (in diesem Band) haben jedoch gezeigt, dass die Sprachförderlichkeit der hier betrachteten modellierenden Sprachlehrstrategien nicht allein quantitativ erhoben werden kann, sondern immer im Gesprächskontext betrachtet werden muss.

3.1.9 Bestätigung der kindlichen Äußerungen und direkte Korrektur

Die Bestätigung der kindlichen Äußerung war im Modul zur Sprachförderung ein Bestandteil der Wiederholungsstrategien (vgl. Kurtenbach 2009, 7). Weiterhin wurden die Erzieherinnen darauf geschult, die direkte Korrektur der Aussage des Kindes zu vermeiden.

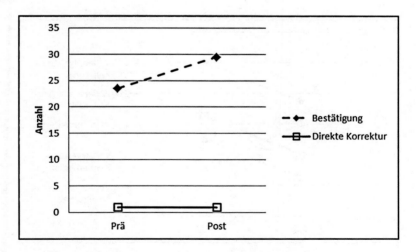

Abb. 9: Vergleich der Bestätigung und der direkten Korrektur

Als positiver Schulungseffekt wurde die Zunahme der Bestätigung um 6 gewertet. Dieses Ergebnis ist mit $p=0,038$ signifikant.

Die Erzieherinnen nutzten hingegen nach wie vor eine direkte Korrektur je Gesprächsausschnitt. Hier wurde infolgedessen mit $p=0,336$ keine Signifikanz nachgewiesen. Diese eher nachteilige Strategie war von den Erzieherinnen aber schon vor der Schulung nur selten angewendet worden.

4   Zusammenfassung

Die Schulung hatte einen positiven Effekt auf das Gesprächsverhalten der Erzieherinnen. Die Pädagoginnen hatten bereits zur Ist-Stand-Analyse über ein gutes, intuitives Sprachförderverhalten verfügt, das sich durch die Schulung zu einer Sprachförderkompetenz erweitern konnte. Dies zeigte die signifikante Veränderung der in Tabelle 1 aufgeführten Merkmale.

Tab. 1: Positive Schulungseffekte

Positive Schulungseffekte	
Erhöhung	**Reduzierung**
• Redeanteil der Kinder • DAWT der Kinder • Verbalkomplexität der Erzieherin • Verbalkomplexität der Kinder • Sprecherwechsel durch Überlappung gesamt • Sprecherwechsel durch Überlappung der Erzieherin • Sprecherwechsel durch Überlappung der Kinder • sprachliche Angrenzung • thematische Kohärenz • Wiederholung der eigenen Äußerung • Wiederholung der kindlichen Äußerung • Wiederholung mit Erweiterung • Bestätigung	• Redeanteil der Erzieherin • Sprecherwechsel durch Unterbrechung gesamt • Sprecherwechsel durch Unterbrechung der Erzieherin • Sprecherwechsel durch Unterbrechung der Kinder

Die *verbesserte Wiederholung mit Erweiterung* wurde signifikant seltener eingesetzt. Die *verbesserte Wiederholung* wurde weniger verwendet, aber dieses Ergebnis war nicht signifikant. Entweder konnten die Erzieherinnen Fehler der Kinder nicht bewusst wahrnehmen und verbessern, oder die Kinder hatten bereits weniger Fehler gemacht. Dies sollte in einem nächsten Arbeitsschritt überprüft werden.

Neben der verbesserten Wiederholung gab es keine signifikante Veränderung bei den Kriterien:

- DAWT der Erzieherin
- Nominalkomplexität der Erzieherin
- Nominalkomplexität der Kinder
- kindliche Initiative
- Berücksichtigen der kindlichen Initiative
- Ignorieren der kindlichen Initiative
- durchschnittliche Äußerungsanzahl pro Thema
- direkte Korrektur.

Zur Operationalisierung des Kriterienkatalogs wird vorgeschlagen, dass das Merkmalsbündel der Nominal- und Verbalkomplexität einen veränderten Analysemodus erhält (vgl. Kurtenbach/Bose/Thieme in diesem Band). Damit könnte Messfehlern entgegengewirkt werden. Ferner wird angeregt, rein grammatische Elemente in einer späteren Follow-up-Studie zu untersuchen, da das vorliegende Studiendesign vorrangig der Analyse von kommunikativen Elementen diente.

Das Merkmalsbündel der kindlichen Initiative konnte aufgrund der analysierten Sprachebenen nicht sicher ausgewertet werden. Das Korpus 2009 wurde sowohl auf verbaler als auch auf para- und nonverbaler Ebene betrachtet, während das Korpus 2010 ausschließlich auf verbaler Ebene ausgewertet wurde. Zu erwarten sind eine Erhöhung der kindlichen Initiative, eine häufigere Berücksichtigung und ein entsprechend selteneres Ignorieren seitens der Erzieherinnen. Das vorliegende Ergebnis deutet diesbezüglich auf einen zu schwachen Schulungseffekt hin.

Ein zu schwacher Effekt der Schulung lässt sich auch bei der direkten Korrektur erkennen. Diese ungünstige Strategie haben die Erzieherinnen aber wie oben beschrieben bereits vor der Schulung sehr selten gebraucht und durch die Verwendung eines entsprechenden, situationsadäquaten Sprechausdrucksmusters relativiert.

Alles in allem konnte die Untersuchung zeigen, dass sich 18 von insgesamt 28 Kriterien im Sinne der Schulung verändert haben. Dabei haben die Pädagoginnen die Gespräche mit den Kindern in 11 von 14 Kriterien der allgemeinen Gesprächsdaten und Äußerungsmerkmalen sowie in 7 von 14 Kriterien des kommunikativen Bezugs der Erzieherinnen auf das kindliche Verhalten verbessert.

Wie Kurtenbach / Bose / Thieme (in diesem Band) in ihrem Resümee feststellen, genügt es nicht, allein verbale Kriterien bei der Untersuchung des Gesprächsverhaltens von Erzieherinnen zu analysieren. Demnach ist die Leistung des vorliegenden Prä-Post-Vergleichs als Grundlage und Anregung für weitere Forschungen zu betrachten, die aktuell am Seminar für Sprechwissenschaft und Phonetik an der MLU Halle-Wittenberg stattfinden.

5   Literaturverzeichnis

Brinker, Klaus / Sager, Sven F. (2010): Linguistische Gesprächsanalyse. Eine Einführung. E. Schmitt Verlag Berlin.
ELAN: Linguistic Annotator. Version 4.1.0. <http://tla.mpi.nl/tools/tla-tools/elan/> (15.2.2013)
Friebertshäuser, Barbara / Panagiotopoulou, Argyro (2010): Ethnographische Feldforschung. In: Friebertshäuser, Barbara / Langer, Antje / Prengel, Annedore (Hg.): Handbuch Qualitative Forschungsmethoden in der Erziehungswissenschaft. Juventa Verlag Weinheim / München, 301-322.
Kupietz, Michaela (2012): Gesprächsverhalten von Erzieherinnen mit zwei- und vierjährigen Kindern in einer Bilderbuchsituation. Ein Prä-Post-Vergleich im Rahmen des Landesmodellprojekts „Sprache fördern". Masterarbeit Halle (Saale). (Mskr.).
Kurtenbach, Stephanie (2009): „Spielst Du mit mir sprechen?". Trainingsprogramm zur Förderung der kindlichen Sprachentwicklung. Arbeitsmaterial für Erzieherinnen der Qualifizierungsmaßnahme des Landesmodellprojekts „Sprache fördern" Sachsen. (Mskr.).
Kurtenbach, Stephanie (2011): Einblick in die Qualifizierungsmaßnahme des Landesmodellprojekts „Sprache fördern", Sachsen: Methoden der Sprachförderung. In: Sievert, Ulrike / Voigt-Zimmermann, Susanne (Hg.): Klinische Sprechwissenschaft. Aktuelle Beiträge aus Wissenschaft, Forschung und Praxis. (Hallesche Schriften zur Sprechwissenschaft und Phonetik 35). Peter Lang Verlag Frankfurt a. M., 127-133.
Lamnek, Siegfried (2010): Qualitative Sozialforschung. Lehrbuch. Beltz Verlag Weinheim / Basel.
Nixdorf, Sophie (2012): Formen und Funktionen des Sprechausdrucks - Gespräche zwischen Erzieherinnen und Kindern in Bilderbuchsituationen unter sprachtherapeutischem Aspekt. Masterarbeit Halle (Saale). (Mskr.).
Schäfer, Thomas (2011): Statistik II. Inferenzstatistik. VS Verlag für Sozialwissenschaften Wiesbaden.
Selting, Margret (2001): Probleme der Transkription verbalen und paraverbalen / prosodischen Verhaltens. In: Brinker, Klaus / Burkhardt, Armin / Ungeheuer, Gerold / Wiegand, Herbert Ernst / Steger, Hugo (Hg.): Text- und Gesprächslinguiatik (= HSK 16.2). De Gruyter Verlag Berlin u.a., 1059-1068.

Selting, Margret et al. (2009): Gesprächsanalytisches Transkriptionssystem 2 (GAT 2). In: Gesprächsforschung – Online-Zeitschrift zur verbalen Interaktion (ISSN 1617-1837). 10, 353-402. <www.gespraechsforschung-ozs.de>.

Thieme, Tabitha (2011): Gesprächsverhalten von Erzieherinnen mit zwei- und vierjährigen Kindern in einer Bilderbuchsituation – eine empirische Untersuchung. Dipl.-arbeit. Halle (Saale). (Mskr.).

Formen und Funktionen des Sprechausdrucks
in Gesprächen zwischen Erzieherinnen und Kindern

Ines Bose, Stephanie Kurtenbach und Sophie Nixdorf, Halle (Saale)

Im Folgenden wird eine Analyse zu Formen und Funktionen des Sprechausdrucks in Gesprächen zwischen Erzieherinnen und Kindern in Kindertagesstätten vorgestellt (Nixdorf 2012). Als Material dienen die Videoaufnahmen von
authentischen Gesprächen zwischen Erzieherinnen und zweijährigen sowie vierjährigen Kindern beim gemeinsamen Betrachten eines Bilderbuchs. Diese Analyse schließt an die Untersuchungen von Thieme (2011 und in diesem Band)
zum Gesprächsverhalten von Erzieherinnen an. Dort hatte sich gezeigt, dass
sprachförderliches Verhalten immer im Zusammenhang mit dem Sprech- und
Körperausdruck betrachtet werden muss. Deshalb wurde in der hier vorzustel-
lenden Analyse geprüft, inwieweit die Erzieherinnen kindliche Sprechausdrucksgestaltungen berücksichtigen und mittels eigener Ausdrucksformen bestimmte Reaktionen bei den Kindern auslösen. Im Folgenden werden beispiel-
haft markante Ergebnisse der Untersuchung dargestellt.

1   Untersuchungskorpus

Das Korpus für die vorliegende Untersuchung stellt einen Ausschnitt aus dem
Videokorpus dar, das im Rahmen des sächsischen Landesmodellprojektes
„Sprache fördern" (Oktober 2007 bis September 2011) in sechs Kindertagesstätten erstellt worden ist (vgl. die ausführliche Vorstellung des Korpus im Beitrag
von Kurtenbach/Bose/Thieme in diesem Band). Für die Analyse des Sprechausdrucks wurde das Teilkorpus 2010 verwendet, insgesamt 22 Aufnahmen von 11
Erzieherinnen in zwei Konstellationen – jeweils mit einer Kleingruppe von
zweijährigen und einer von vierjährigen Kindern (Gesprächsdauer im Durchschnitt etwa 15 min). Als Grundlage für die detaillierte Analyse dienten die von
Kupietz (2012) erstellten Basistranskripte in ELAN nach GAT 2, sie wurden

durch weitere Eintragungen ergänzt (vgl. die Legende der Notationszeichen am Ende des Beitrags von Kurtenbach/Bose/Thieme in diesem Band).

Zunächst wurde in allen 22 Gesprächen nach systematisch wiederkehrenden Sprechausdrucksgestaltungen von Erzieherinnen und Kindern gesucht. Im Mittelpunkt stand der interaktive Umgang von Erzieherin und Kindern mit dem Sprechausdruck. Ausgewählt wurden insbesondere solche Beispiele, in denen Erzieherinnen und Kinder bestimmte Sprechausdrucksgestaltungen wiederholt und mit erkennbarer Funktion und Wirkung verwendet haben.

2 Untersuchungsgegenstand Sprechausdruck

2.1 Begriff ‚Sprechausdruck‘

‚Sprechausdruck‘ wird in der Sprechwissenschaft als Oberbegriff für situations- und stimmungsadäquat konventionalisierte Gestaltungsweisen im Sprechschall verwendet, mit denen unter anderem Rollen-, Gruppen- und Handlungsmuster realisiert werden (vgl. z.B. Krech et al. 1991; Gutenberg 2001; Bose 2003 und 2010). Sprechausdruck stellt einen Merkmalskomplex aus stimmlich-melodischen, aber auch aus temporalen, dynamischen und artikulatorischen Parametern dar, die an auditiv wahrnehmbaren physiologisch-akustischen Grundlagen der Stimmproduktion und Artikulation orientiert sind (Bose 2003). Bei der auditiven Wahrnehmung und Deutung gesprochener Äußerungen laufen sehr rasch Mustererkennungsprozesse ab. Gesprächspartner deuten einen konkreten Sprechausdruck vor dem Hintergrund ihrer Erfahrungen bzw. Erwartungen über angemessenes Ausdrucksverhalten als Ausdruck von Persönlichkeitseigenschaften, von Emotionen und Einstellungen sowie von Interaktionsrollen. Diesen Ausdrucksmustern entsprechen also gesellschaftlich bedingte Hörmuster, interiorisierte Normen bzw. Erwartungsmuster zur Angemessenheit stimmlich-artikulatorischer Gestaltung als situationsadäquate Realisation bestimmter Sprechhandlungs-, Rollen-, und Sozialmuster (vgl. Gutenberg 2001; ähnlich Selting 1997).

Sprechausdruck ist nicht vorrangig biologisch, sondern vor allem sozial determiniert und wird im Sprachlernprozess auf der Grundlage angeborener Stimmausdrucksmuster erworben. Kinder erleben bei ihren Eltern (und später Erzieherinnen wie auch anderen Bezugspersonen) jeweils individuell ausgeführte Konventionen sprecherischen Ausdrucks und erwerben Sprechausdrucksmuster durch wiederholte Wahrnehmung, durch Abstraktion relevanter Merkmale von Zufälligem oder Individuellem und durch kreative Umsetzung, indem sie die gelernten Ausdrucksformen selbst in anderen Situationen verwenden.

2.2 Intuitiver elterlicher Sprechausdruck

Eltern behandeln bereits sehr kleine Kinder intuitiv als aktive Gesprächspartner: Sie hören den kindlichen (vorsprachlichen und sprachlichen) Äußerungen aufmerksam zu, beantworten sie unmittelbar, wiederholen und variieren sie. Damit regen sie die kindlichen Produktionen erneut an. Das Kind bestimmt also mit seinen Bedürfnissen, Fähigkeiten und individuellen Vorlieben, was die Eltern anbieten. Dieses klangliche Wechselspiel zwischen Erwachsenen und Kleinkind ist erstaunlich fein abgestimmt: Die elterlichen Reaktionen auf die kindlichen Aktionen finden in einem so engen Zeitrahmen statt, dass sie nicht auf bewussten Entscheidungen basieren können, sondern es ist anzunehmen, dass sie unbewusst und vorrational geschehen (Papoušek 1994; Tomasello 1999).

Gegenüber ihren spracherwerbenden Kindern verwenden Eltern und andere enge Bezugspersonen vor allem ein Sprach- und Sprechmuster, mit dem sie sich intuitiv an die sich entwickelnden kommunikativen Bedürfnisse und Fähigkeiten der Kinder anpassen – das so genannte ‚Motherese‘. Es ist unter anderem gekennzeichnet durch besondere Aufmerksamkeitssteuerung und Redundanz (z.b. mehrfache Wiederholung, Paraphrasierung und Erweiterung eigener Äußerungen), prosodische Übertreibung, sprachliche Vereinfachung (kurze Äußerungen, viele Fragen und Aufforderungen, wenig Vergangenheitsformen, konkrete Wörter aus der unmittelbaren Lebensumwelt des Kindes) (vgl. stellvertretend Bruner 1987; Papoušek 1994; Grimm 1995; Ritterfeld/Siegert 2000). Typische Klangmerkmale sind eine hohe Sprechstimmlage, überdeutliche prosodische Konturen mit großem Melodieumfang (mitunter über mehr als zwei Oktaven), häufige gleichmäßig verteilte Akzente, geringe Sprechgeschwindigkeit mit häufigen regelmäßigen Akzenten, lange Gliederungspausen, geringe Lautheit, deutliche Artikulation mit Vokaldehnungen und ein großes Repertoire an Reimen, melodischen Rhythmen und Liedern.

In Abhängigkeit vom Alter der Kinder stehen jeweils bestimmte Merkmale dieses elterlichen Sprach- und Sprechmusters im Vordergrund, weil die Eltern sich intuitiv an die sich entwickelnden kommunikativen Bedürfnisse und Fähigkeiten anpassen. Die Erwachsenen sprechen mit ihren kleinen Kindern also intuitiv genau so, dass es deren Sprach- und Kommunikationsentwicklung zuträglich ist, und schaffen damit die ‚Zone nächster Entwicklung‘ (Wygotski 1987). Generell verwenden die Eltern vereinfachte, prototypische Grundmuster, wiederholen sie häufig, kontrastieren sie und setzen sie ritualisiert als Antwort auf kindliche Äußerungen ein. Damit erleichtern sie den Kindern die Strukturierung der Kommunikation; darüber hinaus vermitteln sie Sprache und Wissen über Sprache.

Diese Merkmale des Motherese gelten als universal und erfüllen basale Funktionen in der Interaktion zwischen Erwachsenen und Kleinkindern, zum Beispiel:

- Steuerung und Aufrechterhaltung der kindlichen Aufmerksamkeit
- Herstellung einer gemeinsamen sozial-affektiven Bindung
- Unterstützung der kindlichen Wahrnehmung und Verarbeitung von Strukturen
- kontrastreiche Markierung sprachlich relevanter Informationen.

Kinder erwerben Sprechausdruckskonventionen im Verlaufe ihrer Kommunikationsentwicklung bereits sehr früh und probieren sie expressiv und differenziert aus, zum Beispiel in ihren Rollenspielen. Von den elterlichen Sprechausdrucksmustern sind für sie offensichtlich besonders das Motherese und das komplementäre autoritative Ausdrucksmuster sehr eindrucksvoll. Denn diese beiden Muster benutzen sie selbst häufig, wenn sie im Rollenspiel in der Spielidentität eines ‚Erwachsenen' zu einem ‚kleinen Kind' sprechen. Dabei verwenden sie weniger die sprachstrukturellen, sondern vor allem die sprecherischen Merkmale in sehr treffender Weise (vgl. die Untersuchungen von Bose 2003).

Während die Eltern das Sprach- und Sprechmuster des Motherese intuitiv verwenden und sich durch den ständigen intensiven Kontakt zu ihren Kindern sensibel an deren individuellen Entwicklungsstand anpassen, muss im Rahmen pädagogischer Kontexte persönliche Intuition ergänzt werden durch pädagogische Professionalität (Merkel 2005, 8f.; ähnlich auch Bredel et al. 2008, 257; Nentwing et al. 2011, 11). Erzieherinnen müssen eine sensitiv-responsive sprach- und kommunikationsfördernde Grundhaltung (vgl. z.B. Remsperger 2013) erwerben und sie im Kita-Alltag professionell umsetzen. Inwiefern sie ähnliche Sprechausdrucksmuster wie die Eltern verwenden oder deutlich anders mit den Kindern umgehen und welche Auswirkungen die Verwendung bestimmter Sprechausdrucksweisen durch die Erzieherinnen auf die Interaktion mit zweijährigen und vierjährigen Kindern hat, wird in den folgenden Beispielen analysiert.

3 Analyse des Sprechausdrucks von Erzieherinnen und Kindern

Das Hauptaugenmerk der Analysen lag auf der Funktion des Sprechausdrucks innerhalb der Erzieherin-Kind-Interaktion: Wiederkehrende Sprechausdrucksgestaltungen von Erzieherinnen wurden im Gesprächsprozess identifiziert und analysiert. Wichtig war dabei der enge Bezug von Sprechausdrucksgestaltungen vor allem zur sprachlichen Ebene des Gesprächs, aber auch zum Körperausdruck. Dafür wurden zunächst Gesprächsinventare erstellt und anschließend für ausgewählte Passagen detaillierte Sequenzanalysen vorgenommen (vgl. für solches Vorgehen z.B. Deppermann 1999).

Musterhafte Sprechausdrucksgestaltungen wurden in Anlehnung an das Vorgehen von Bose (2003; vgl. auch Bose/Ehmer 2007 und Bose et al. 2012) zunächst holistisch bestimmt. An der Durchsicht des Korpus waren mehrere Expertinnen beteiligt, so dass eine intersubjektive Übereinstimmung bei der Analyse garantiert ist. Die identifizierten Musterverwendungen wurden dann hinsichtlich folgender Merkmale aus dem Katalog von Bose (2003) auditiv-phonetisch analysiert: Sprechstimmlage, Lautheit, Stimmklang, Sprechgeschwindigkeit, Akzentuierung, Phonationsart, Sprechrhythmus und Sprechspannung (vgl. ausführlich Nixdorf 2012).

Um die kommunikationsförderliche versus -hemmende Wirkung von Sprechausdrucksverwendungen der Erzieherinnen beschreiben und bewerten zu können, wurden auch Kriterien wie Authentizität, Empathie, Feinfühligkeit und Angemessenheit in Bezug auf Gesprächssituation und -partner herangezogen. Es handelt sich um soziale und interaktive Fähigkeiten, die von persönlicher und sozialer Identität nicht zu trennen sind. Diese Kriterien werden mit Bezug auf Hannken-Illjes (2004, 137ff.) vor allem als interpersonal und kontextbezogen verstanden, als ein Eindruck, der von den Interaktionspartnern in einem Prozess wechselseitiger Zuschreibung etabliert wird (ebd., 25). Die Zuschreibung passiert in Abhängigkeit von der jeweiligen Individualität der Partner und ist „in einem Spannungsverhältnis zwischen Fähigkeit und Fertigkeit und damit zwischen Kognition und Verhalten, Wissen und Tun" (ebd.) zu verorten. Es geht um das „Zusammenkommen und Zusammenpassen der verschiedenen Fähigkeiten der Akteurinnen in einer aktuellen Kommunikationssituation" (44). Regeln und Normen sind im interpersonalen Feld zu bestimmen, letztendlich entscheiden die Gesprächsbeteiligten über angemessenes Verhalten. Für Erwachsenen-Kind-Gespräche ist die kindliche Reaktion auf erwachsenes Handeln zu betrachten.

Allerdings sind diese Kriterien schwer zu fassen, weil für verschiedene Ebenen Unterschiedliches gelten kann und weil Gesprächshandlungen unter verschiedenen Aspekten zugleich angemessen und unangemessen sein können (vgl. z.B. Kienpointner 2005, 203). Das bedeutet, sprachlich und / oder sprecherisch unangemessene Äußerungen können im Gesprächsrahmen trotzdem durchaus akzeptabel sein und umgekehrt. Für Kienpointner (ebd., 197) ist deshalb das entscheidendes Kriterium dafür, wann Äußerungen und Verhaltensweisen kritikwürdig sind, die Dysfunktionalität. Diese ist hierbei nicht (nur) als Zweckrelationalität, sondern im weiteren Sinn als ethisches Prinzip zu verstehen. Als dysfunktional anzusehen sind zum Beispiel unverständliche oder sachlich inadäquate Äußerungen, widersprüchliche und nicht plausible Argumente sowie unpassende (z.B. nichtempathische) Gesprächszüge in Bezug auf bestimmte Kommunikationspartner (202f.). (Für eine ausführlichere Diskussion vgl. Bose/Schwarze 2007)

Für die Beschreibung und Bewertung der Sprechausdrucksgestaltung der Erzieherinnen wurden folgende Fragen formuliert:

* Ist der Sprechausdruck der Erzieherin als situations- und partnerangemessen (authentisch, empathisch, feinfühlig) zu beurteilen?
* Realisiert sie eine konkrete, partnerorientierte Ansprechhaltung?
* Gibt sie den Kindern Raum für eigene Aktivitäten?
* Können die Kinder diesen Raum nutzen, werden sie dabei unterstützt?
* Orientiert sich die Erzieherin sensitiv-responsiv an den Verhaltensweisen der Kinder – reagiert sie angemessen darauf, indem sie kindliche Impulse aufgreift und kohärent fortführt?
* Zeigen sich Interdependenzen zwischen den Sprechausdrucksgestaltungen der Erzieherin und der Kinder?
* Haben bestimmte Sprechausdrucksgestaltungen bestimmte Wirkungen?

Im Folgenden wird ein Einblick in die Analyse ausgewählter Gesprächssequenzen verschiedener Erzieherinnen und Kinder gegeben – im Mittelpunkt steht der interaktive Umgang mit dem Sprechausdruck. Als Basis dienen jeweils Transkriptausschnitte mit entsprechenden Kommentaren zum Gesprächsverlauf.

4 Funktionen des Sprechausdrucks in Erzieherin-Kind-Gesprächen

Selbstverständlich sind eindeutige Funktionszuschreibungen für bestimmte Sprechausdrucksformen nicht möglich – in den Gesprächen überlagern sich verschiedene Funktionen und Wirkungen. Allerdings lassen sich im Korpus wiederholt Beispiele finden, in denen eine bestimmte Funktion bzw. Wirkung im Vordergrund zu stehen scheint. Solche Beispiele sind im Folgenden zusammengestellt und werden erläutert.

4.1 Fokussierung der Aufmerksamkeit

Zu Beginn von Bilderbuchbetrachtungen rahmen die Erzieherinnen mittels expressiver Sprechausdrucksgestaltungen häufig die Situation als eine besondere und schaffen damit eine Gemeinsamkeit: Sie lenken die Aufmerksamkeit der

Kinder auf das Bilderbuch und wecken deren gespannte Erwartung. Meist übernehmen die Kinder die Sprechausdrucksweise der Erzieherin und ratifizieren damit die Rahmung.

Kennzeichnung der Situation, Fokussierung der Aufmerksamkeit und Demonstration von Gemeinsamkeit mittels Sprechausdruck werden besonders deutlich in einer Aufnahme, aus der die folgenden drei Ausschnitte (Beispiele 1-3) stammen. Die Erzieherin setzt den Sprechausdruck in diesen Funktionen besonders expressiv und sensitiv ein – mit eindringlicher Wirkung auf die Kinder, denn diese übernehmen ihren Sprechausdruck nicht nur, sondern probieren später auch miteinander Varianten expressiver Gestaltungen aus und ahmen sich gegenseitig nach.

Beispiel 1 (T2_D_2_00.00; zweijährige Kinder)

Die Erzieherin und die drei Kinder gehen auf das Sofa zu, auf dem das Bilderbuch steht. Die Kinder knien sich davor und schauen auf den Einband, die Erzieherin hockt sich hinter sie.

```
001   ERZ:  <<lacht> hAhAhA-//>
002         (-)[da steht-]
003   K2:      [ein MEH- ]
004   ERZ:  ein ↑↑!BU:`::CH!.//
005   K2:   (.) ein ↑↑MEH`au`to::.//
006   ERZ:  =↑↑!JA:`::!;//
007         tabea kommste AUCH mit her?//
008         wolln ma uns das buch ANgucke?//
009   K3:   ↑ja`:.//
010   K2:   ↑ja`::.//
011   K1:   ↑GU`Cken.//
012   ERZ:  ja?//
013   K2:   <<f> ein ↑!MEH!/>
```

- Zunächst macht die Erzieherin die Kinder auf das Buch aufmerksam: *da steht ein ↑↑!BU: `::CH!.//* (Z001-004), indem sie das Wort „Buch" sehr auffällig akzentuiert (Tonhöhensprung nach oben, starke Dehnung des Vokals mit allmählich fallender Melodie bis in die Lösungstiefe).
- Währenddessen entdeckt Kind 2 das auf dem Einband abgebildete Müllauto und beginnt mit dessen Benennung: *ein MEH-* (Z003).
- Kind 2 setzt nach der Äußerung der Erzieherin noch einmal an: *ein ↑↑MEH`au`to::.//* (Z005). Dabei übernimmt es von der Erzieherin die auffäl-

73

lige Akzentgestaltung (Tonsprung nach oben, langsam fallende Melodie auf den Nachakzentsilben).

- Die Erzieherin bestätigt die Entdeckung des Kindes sprachlich knapp, aber üppig im Sprechausdruck – sie übernimmt dabei ihrerseits die markante Akzentuierung des Kindes: =↑↑!JA`::!;// (mit großem Tonhöhenumfang; Z006).
- Die Erzieherin ermuntert Kind 3, das sich vom Geschehen abgewendet hat, wieder hinzuzukommen: *tabea kommste AUCH mit her?//* (007). Daraufhin klettert das Kind aufs Sofa und guckt ins Buch.
- Die Erzieherin fragt die Kinder: *wolln ma uns das buch ANgucke?//* (Z008).
- Alle Kinder stimmen nacheinander zu und übernehmen dabei (in abgeschwächter Form) den Sprechausdruck der Erzieherin vom Beginn dieses Ausschnitts (Z009-011):
  ↑ja`.//* (Kind 3) – *↑ja`::.// (Kind 2) – *↑GU`Cken.//* (Kind 1).
- Die Erzieherin fragt noch einmal nach: *ja?* // (Z012), dann beginnt Kind 2 mit dem eigentlichen Betrachten des Bilderbuchs, indem es das Bild vom Müllauto benennt (Z013).

Die von der Erzieherin anfangs verwendete aufmerksamkeitsfokussierende Akzentuierung wird in diesem kurzen Ausschnitt also zweimal wiederholt. Die Erzieherin bestätigt die kindliche Entdeckung in Z006 zwar sprachlich knapp, macht aber ihre Wertschätzung durch die eindringliche Sprechausdrucksgestaltung sehr deutlich. Nach der expliziten Frage der Erzieherin, ob sich alle das Bilderbuch angucken wollen, und der Zustimmung aller Kinder ist die Situation „Gemeinsam ein Bilderbuch anschauen" eröffnet, die Kinder und die Erzieherin beschreiben im Folgenden gemeinsam das Müllauto (vgl. Beispiel 2).

Im Verlauf dieser Gesprächsaufnahme kommen solche Sprechausdrucksübernahmen (als Echo oder Konzertieren) mehrfach vor, auch innerhalb zahlreicher weiterer Gespräche aus dem vorliegenden Korpus, sowohl mit den zwei- als auch mit den vierjährigen Kindern (vgl. Nixdorf 2012, 34). Es gibt mehrere Formen von gegenseitiger Sprechausdrucksübernahme, und die Übernahme kann verschiedene Merkmale betreffen, meist gehören die melodische und dynamische Akzentgestaltung dazu (vgl. Nixdorf 2012, 32ff.). Überwiegend übernehmen die Erzieherinnen den Sprechausdruck der Kinder; Sprechausdrucksübernahmen gibt es aber auch zwischen den Kindern. Oft ist mit der Übernahme des Sprechausdrucks auch die Übernahme sprachlicher Formulierungen verbunden, gelegentlich mit sprachförderlichem Effekt.

Beispiel 2 (T2_D_2_00.13; zweijährige Kinder)

Der folgende Ausschnitt schließt unmittelbar an Beispiel 1 an. Das Bilderbuch-
betrachten ist eröffnet: Kinder und Erzieherin knien vor dem Sofa und staunen
über das Müllauto.

```
013   K2:   <<f> ein ↑!MEH!/
014         =ein <<dim, Lippenstülpung>↑!MEH!`au`to::;//>>
015   ERZ:  =<<t> `!WO! is das MÜLLauto:;//>
016   K2:   =`!HIE::R!;//
017   ERZ:  (-)<<h> ↑`!DA::!;//>
018   K2:   <<p> ja:;/>
```

- Kind 2 verwendet immer noch das expressive Sprechausdrucksmuster der
  Erzieherin aus Beispiel 1, aber in noch größerem Melodieumfang, fast sin-
  gend: *ein ↑!MEH!/ =ein ↑!MEH!`au`to::;//* (Z013-014).
- In ihrer schnell angeschlossenen Äußerung wiederholt die Erzieherin einerseits das von ihr zu Anfang gesetzte Muster, andererseits aber passt sie sich
  in Akzentuierung, (singender) Sprechmelodie, Rhythmus und Äußerungslänge an die Äußerung von Kind 2 an: *=`!WO! is das MÜLLauto:;//* (Z015).
- Kind 2 antwortet: *=`!HIE::R!;//* (Z016), die Erzieherin stimmt zu:
  ↑`!DA::!;// (Z017), das Kind bestätigt ebenfalls leise: *ja:;/* (Z018). Im
  Sprechausdruck ahmen sich Erzieherin und das Kind gegenseitig nach (vor
  allem in der sprechgesangsähnlichen Melodie und in den Lautdehnungen), es
  entsteht ein konzertierendes Sprechen wie in Beispiel 1, fast ein Sprechgesang.

Beispiel 3 (T2_D_2_02.57; zweijährige Kinder)

Einige Zeit später sitzen die Kinder mit der Erzieherin auf dem Sofa. Alle drei
Kinder haben Berührung mit dem Buch: Es liegt aufgeschlagen auf dem Schoß
von zwei Kindern und der seitlich sitzenden Erzieherin, das dritte Kind hält es
mit einer Hand fest. Alle vier blättern um. Erst zeigt Kind 3, danach zeigt auch
Kind 2 mit dem Zeigefinger auf das Müllauto.

```
288   K3:   [obb]/
289         <<h> ↑!DA!> <<t,f,skandier.> ↓IT dad MÜLLauto-
290                     [DA-   ]>//
291   K2:   <<h,mf,skandier.>[da IT] dad MÜLLauto !DA:!-//>
```

- Kind 3 kommentiert, was es sieht, laut und mit stark skandierendem Rhythmus: *[obb]/ ↑!DA! ↓IT dad MÜLLauto-[DA-]//* (Z288-290).
- Kind 2 ahmt die Äußerung von Kind 3 sowohl in der Formulierung als auch im Rhythmus exakt nach, allerdings sehr viel höher und mit leicht veränderter Melodie (Z291).
- Interessant ist, dass Kind 2 mit dieser Übernahme zum ersten Mal die korrekte Form *MÜLLauto* verwendet (Z 291) und nicht wie bisher *MEHauto* sagt (vgl. Beispiele 1 und 2).

Solche expressiven Sprechausdrucksgestaltungen (vor allem zu Beginn der Bilderbuchbetrachtungen) können als ‚malende Prozedur‘ beschrieben werden und gehören damit nach Ehlich (1991, 138f.) in das so genannte ‚Malfeld‘ sprachlichen Handelns. Sie dienen zur „Kommunikation von situativer ‚Atmosphäre‘ und psychophysischer Befindlichkeit, von Stimmungen und Emotionen" (Redder 1994, 240).

Durch die gegenseitige Übernahme dieser expressiven Sprechausdrucksformen entsteht ein konzertierendes Sprechen, wie es für die Demonstration von Einmütigkeit und Zusammengehörigkeit in geselliger Kommunikation unter vertrauten Erwachsenen (vgl. z.B. Schwitalla 1993) und Kindern (vgl. z.B. Garvey 1984; Bose 2003) beschrieben worden ist. Die Kommunikationspartner signalisieren einander durch die Merkmalskongruenz (Konsonanz und Iteration) im Sprechausdruck besondere emotionale Nähe und Übereinstimmung, es entstehen eine große Sprechfreude und eine Lust am Spiel mit sprecherischen Ausdrucksformen. Im vorliegenden Korpus hat diese Sprechfreude einen positiven Effekt in vielerlei Hinsicht:

- Bei den Kindern wird das Interesse am gemeinsamen Ansehen des Bilderbuches geweckt.
- Es wird eine vertrauensvolle Gesprächssituation geschaffen.
- Die Motivation zur aktiven Beteiligung der Kinder am gemeinsamen Sprechen und die Entschlossenheit zur Produktion eigener Kommentare werden angeregt.

Demzufolge können sich solche Sprechausdrucksgestaltungen als kommunikations- und sprachförderlich erweisen.

76

4.2   Animation von Figuren

In den Interaktionen zwischen kleineren Kindern kommen häufig Laut- und Klangspielereien vor, bei denen es den Kindern vor allem auf den Klang ankommt, auf das Spiel mit verschiedenen möglichen Klangkombinationen (vgl. z.B. Keenan 1979; Kirsch-Auwärter 1985; Andresen 2002). Es gibt in Kindergesprächen immer wieder Phasen, die stärker durch die klanglichen Eigenschaften der Äußerungen bestimmt sind als durch semantische Erwägungen. Im vorliegenden Korpus greifen die Erzieherinnen solche Klangmalereien der Kinder auf und betten sie in die Bilderbucherzählung ein. Vor allem trifft das auf das Korpus der Zweijährigen zu, hier sind es zum Beispiel die Verkörperung von abgebildeten Tieren und die Nachahmungen ihrer arttypischen Rufe.

Auf diese Weise werden die abgebildeten Figuren nicht nur benannt und beschrieben, sondern animiert, das heißt, die Tiere werden lebendig. Animierte Rede in imaginierten Szenen innerhalb von geselligen Gesprächen zwischen vertrauten Partnern ist bereits mehrfach beschrieben worden, zum Beispiel in sozialen Rollenspielen von Vorschulkindern (vgl. Cook-Gumperz 1992; Bose 2003), in Familiengesprächen beim Fernsehen (vgl. Baldauf 2002), in geselligen Gesprächen vertrauter junger Erwachsener (vgl. Ehmer 2011). In allen Arbeiten wird deutlich, dass die Sprecher nicht einfach die Rede von imaginierten Figuren wiedergeben, sondern dass sie sie animieren, indem sie deren Perspektive übernehmen und eine fremde Rolle übernehmen. Voraussetzung ist nach Ehmer (2011) das gemeinsame Erleben der vorgestellten Szene. In allen Arbeiten wird ebenfalls die Bedeutsamkeit expressiver (sprachlicher, para- und nichtsprachlicher) Ausdrucksformen betont.

Im Folgenden werden stellvertretend zwei Ausschnitte aus einer Gesprächsaufnahme angeführt, in denen drei zweijährige Kinder mit einer Erzieherin angeregt und expressiv Eigenschaften und Rufe von im Buch abgebildeten Tieren nachahmen und die Tiere (Katze und Eule) auf diese Weise animieren.

Beispiel 4 (T2_P_2_02.30; zweijährige Kinder)

Die drei Kinder sitzen mit der Erzieherin auf dem Sofa, die Kinder haben das Bilderbuch auf dem Schoß, auch diese Erzieherin hält es mit fest. Die Aufmerksamkeit ist zu Beginn des Ausschnittes geteilt: Die Erzieherin hilft Kind 3, sich aufrecht hinzusetzen (es drohte vom Sofa zu rutschen), Kind 2 saß bisher weiter hinten und rückt nun näher an die anderen heran. Kind 1 guckt ins Buch und sieht eine Katze.

```
138   K1:   <<f,rufend> mi↑!AU`:!; mi↑!AU:`:!;//>
139   ERZ:  <<mf,rufend> mi↑AU`:; mi↑!AU`:!;/>
140         =ruft die KATze;//
```

- Kind 1 ahmt sehr expressiv das Miauen nach (Z 138) und verkörpert dabei
  die Katze:
  o mit der Lautmalerei *mi ↑!AU:!; mi ↑!AU:`:!;*
  o im Sprechausdruck (deutlich artikuliert, laut, gedehnt, großer Melo-
    dieumfang, hohe Sprechspannung, Steigerung der Merkmale über die
    beiden Rufe hinweg)
  o im Körperausdruck (besonders ausgeprägte Mimik durch Naserunzeln
    und aufgerissenen Mund, Andeutung von Krallen durch Abspreizen
    der Hände, Andeutung eines Räkelns durch vorgeschobenen Oberkör-
    per)
  o in der Präsenz im Raum (Adressierung eines imaginären Publikums im
    Raum – Performance wie von einer Bühne herab).
- Die Erzieherin greift diesen Impuls auf (Z139), indem sie das Miauen nicht
  nur lautmalerisch wiederholt, sondern auch den Sprechausdruck von Kind 1
  imitiert (mit etwas geringerer Intensität).
- Darüber hinaus erweitert sie die Äußerung des Kindes durch die Redeausführung (Z140) und führt damit eine Erzählerperspektive ein: *ruft die KATze;//*.
- Interessant ist hier, dass Kind 1 mit seiner ausdrucksstarken Verkörperung
  der Katze dafür sorgt, dass alle Beteiligten sich schlagartig wieder auf das
  Buch konzentrieren und die Katze betrachten.

Beispiel 5 (T2_P_2_03.09; zweijährige Kinder)

Etwas später sitzen alle immer noch auf dem Sofa und schauen konzentriert ins
Buch. Kind 1 entdeckt kleine Hasen im Bilderbuch:

```
188   K1:   tleine ´!HA!`schi:s.//
189   ERZ:  kleine ´HäS`chen.//
190   K3:   <<rufend, ff> !AU!to lose AUto;//>
191   ERZ:  ob die
192   K1:   <<rufend, ff> und die [´!EU!`le.//>]
193   K3:                         [to lose.// >]
194   K1:   <<rufend, ff> DU ma die <<f, Lippenstülpung>
            [´!EU:!`le.//>> ]
195   ERZ:  [(genau das is)/]
196         oh die die ´!EU:!`le [schaut        ]
197   K3:   <<f, Lippenstülpung> [hu´HU`:;//>]
198   ERZ:  vom BAU u´HU:`: [ruft se;//]
199   K1:                   [hu´HU`:   ] wuwö,//
```

- Kind 1 benennt die Häschen und ‚malt' wiederum (wie in Beispiel 4), indem sie ein ‚niedlichmachendes' Sprechausdrucksmuster verwendet, die Hände im Schoß faltet und sich körperlich klein macht: *tleine '!HA!'schi:s.//* (Z188).
- Die Erzieherin bestätigt das Mädchen mit einer verbesserten Formulierung und übernimmt den Sprechausdruck in abgeschwächter Form: *kleine 'HäS'chen.//* (Z189). Sie führt die Äußerung aber nicht fort, möglicherweise um Kind 3 Raum für seine Äußerung zu geben.
- Denn Kind 3 interessiert sich für die abgebildete Feuerwehr und kommentiert das mehrfach („*große Autos"*): *!AU!to lose AUto;//* ... *[to lose.//]* (Z190 und 193).
- Die Erzieherin will dazu offensichtlich eine Frage formulieren: *ob die* (Z191), bricht aber ab, diesmal um Kind 1 Raum für seine Äußerung zu geben.
- Denn Kind 1 zeigt auf eine Eule und fordert die Erzieherin auf, ebenfalls hinzugucken: *und die ['!EU!'le.//]* ... *DU ma die ['!EU:!'le.//]* (Z192 und194). Wiederum ‚malt' das Kind mit dem Sprechausdruck und schlüpft andeutungsweise in die Rolle der Eule (es spitzt die Lippen, spricht besonders tief, dunkel und rau).
- Die Erzieherin greift diesen Impuls von Kind 1auf: *[(genau das is)/]oh die die '!EU:!'le [schaut] vom BAU* (Z195-196 und Z198). Sie wird während ihrer Äußerung zunehmend leiser, weil auch Kind 3 den Ruf der Eule inzwischen lautmalerisch – ebenfalls mit geschürzten Lippen – produziert hat: *[hu'HU':;//]* (Z198).
- Die Erzieherin bricht ihre Äußerung mitten im Wort „Baum" ab und ahmt ihrerseits das Eulengeräusch nach: *u'HU:' [ruft se;//]* (Z198). Außerdem führt sie wieder durch die Redeausführung eine Erzählerperspektive ein (vgl. Beispiel 4). Zum dritten Mal in diesem kurzen Ausschnitt stellt die Erzieherin also ihre Äußerung zugunsten eines kindlichen Impulses zurück und schwenkt inhaltlich um.
- Auch Kind 1 ahmt nun lautmalerisch den Eulenruf nach: *[hu'HU:'] wuwö,//* (Z199).

Die Erzieherin lässt sich durchgängig vom Interesse der Kinder an einzelnen Abbildungen leiten. Sie greift die Impulse der Kinder auf, stellt eigene Äußerungen zurück und berücksichtigt dabei sogar unterschiedliche Fokussierungen. Dabei wiederholt sie die Äußerungen der Kinder oft identisch oder ähnlich im Sprechausdruck. Darüber hinaus erweitert sie die kindlichen Äußerungen und bettet sie in einen möglichen Erzählkontext ein.

Durch dieses sensitiv-responsive Vorgehen führt die Erzieherin die unterschiedlichen Äußerungsimpulse der beiden Kinder schließlich zusammen und auf ein gemeinsames Thema hin, hier den Ruf der Eule. Sie stellt damit Kohärenz im

Sinne einer Bilderbucherzählung her und führt den Kindern dieses Format als Zielmuster vor. Sie agiert also auf mehreren Ebenen kommunikationsfördernd.

Außerdem ist die Animation von Tieren durch sprachlich-konventionalisierte Nachahmungen ihrer arttypischen Rufe vor allem bei den kleineren Kindern insofern sprachförderlich, als es sich in der Regel um einfache Silbenstrukturen handelt, die leicht zu bilden sind.

In den Gesprächen werden übrigens nicht nur die Figuren im Buch expressiv animiert, sondern es werden auch Tätigkeiten, die die Figuren vollziehen, mittels Sprechausdruck demonstriert (vgl. Beispiel 6).

4.3 Strukturierung von Gesprächsebenen

Das gemeinsame Betrachten des Bilderbuchs nutzen einige Erzieherinnen nicht nur, um mit den Kindern abgebildete Situationen und Figuren zu benennen, zu beschreiben und zu animieren, sondern auch, um mit den Kindern metakommunikativ darüber zu reflektieren. Sie diskutieren mit ihnen zum Beispiel, woran man erkennen kann, in welcher Stimmung die abgebildeten Figuren sein könnten, wie anhand von einzelnen Bildern eine Geschichte erzählt werden kann, worin das Besondere der Bilderbuchgeschichte im Vergleich zur Realität besteht und anderes mehr.

Auf diese Weise wird das Betrachten des Bilderbuchs verflochten mit einem Gespräch über das Buch und die dargestellte Geschichte sowie über alltägliche Lebenserfahrungen. Die Erzieherinnen berücksichtigen dabei Kommentare der Kinder und schließen daran eigene Impulse an, mit denen sie das Gespräch steuern. Diese rezeptionssteuernden Impulse der Erzieherinnen initiieren einen dialogischen Austausch über subjektive Wahrnehmungen, über literarische und allgemeine Erfahrungen der Kinder, wie es auch Wieler (1997) für gelingendes Vorlesen in (Mittelschicht-)Familien beschreibt. Voraussetzung für dieses Prinzip des wechselseitigen Austauschs sind nach Auffassung der Autorin (ebd., 313ff.) eine fragende Einstellung zum Buch, ein grundsätzliches Interesse an der sprachlichen Deutung der im Buch geschilderten fiktiven Wirklichkeit, die Fähigkeit zur Antizipation möglicher Verstehensprobleme und zur Perspektivenübernahme. Durch die genannten Aktivitäten können Erwachsene (Eltern und Erzieherinnen) den Kindern helfen, eine Vorstellung von der fiktiven Wirklichkeit der Bilderbuchgeschichte und von deren Differenz zur alltäglichen Realität zu erwerben (315).

Im vorliegenden Korpus werden Gesprächsebenen-Wechsel auch durch unterschiedliche Sprechausdrucksgestaltungen deutlich. Im folgenden Gesprächsausschnitt werden verschiedene Gesprächsebenen etabliert; neben der Benennung, Beschreibung und Animation von Figuren auch metasprachliche Kommentare und Reflexionen zu den abgebildeten Figuren. Dabei gelingt es der Erzieherin hervorragend, Impulse der Kinder sensitiv-responsiv aufzugreifen und für einige Turns zum Gesprächsgegenstand zu machen, aber dennoch immer wieder die Kommunikation auf das Buch zu fokussieren.

Beispiel 6 (T1_S_4_03.09; vierjährige Kinder)

Die drei Kinder sitzen mit der Erzieherin auf dem Sofa, die Erzieherin hat das geschlossene Buch auf dem Schoß. Über den gesamten hier vorgestellten Ausschnitt hinweg wird das Buch noch nicht aufgeklappt. Zu Beginn der Situation nimmt sich die Erzieherin viel Zeit, bevor die eigentliche Bilderbuchbetrachtung losgeht:

- Sie fragt Kind 2, was in seiner Familie heute früh los war (der Vater ist krank, hat Kind 2 aber trotzdem in die Einrichtung gebracht).
- Sie erfragt den Namen des Jungen (Kind 3), der offenbar nicht zu ihrer Gruppe gehört, und stellt ihm die beiden Mädchen vor.
- Alle Kinder erzählen, wie alt sie sind, wann sie Geburtstag haben, und zählen an den Fingern die Jahre ab. Dann stellen sie fest, dass man mit sechs Jahren in die Schule kommt, manchmal auch erst mit sieben.
- Die Erzieherin zeigt auf die Kamerafrau, sagt, dass die ein *GANZ TOLles BUCH* mitgebracht hat, und fragt die Kinder, was für eine *SCHÖne JAHres-zeit* auf dem Einband abgebildet ist.
- Kind 2 fängt darauf an, ein Jahreszeitenlied zu singen, die anderen Kinder und die Erzieherin stimmen mit ein und singen mehrere Strophen.
- Schließlich spricht die Erzieherin mit ihnen über den Titel, die Autorin, die Geschichte. Dabei nennt sie auf kindgerechte Weise alle Bestandteile, die zur vollständigen Quellenangabe einer Publikation gehören – möglicherweise ist das nicht nur an die Kinder gerichtet, sondern auch an die anwesende Kamerafrau (Mehrfachadressierung).

Immer, wenn in diesem themenreichen, ausgedehnten Vorgespräch das Bilderbuch erwähnt wird, preist die Erzieherin es sprachlich mit lobenden Adjektiven an und verwendet einen besonders expressiven Sprechausdruck, sie zelebriert damit die bevorstehende Bilderbuchbetrachtung geradezu und erzeugt bei den Kindern erwartungsvolle Spannung und Vorfreude.

Dann beginnt die Bilderbuchbetrachtung: Die Erzieherin fordert die Kinder auf zu benennen, was sie sehen. Die Kinder nennen einen Frosch, eine Katze, einen Rucksack. Die Erzieherin greift die Erwähnung der Katze auf und fragt, was sie macht:

```
260  K1:  TRINken;//
261  ERZ: (.) [GUCKma (.) SANdra;//]
262  K2:       [(Hihi die TUT)        ]
                (äh) die TUT sich RUMrollern;//
263  ERZ: =<<leicht lachend> GEheNAU:,/
264       =die KULlert sich in der ´WIE`::se rum;//
265       =warum MACHTsn DAS?//
266  K2:  (--) <<f> das !GEHT! doch GAR ne;/
267       =das ´!KÖN!`nen katzen !GAR! ne;//>
268  ERZ: =<<flüsternd> ach DOCH-/
269       =das hab ich schon ma [geSEHN//]>
270  K1:                        [<<pp>(nö:-/)>]
271       =ICH !NE!;//
272  ERZ: =<<all> der der krabbelts vielleicht HINten
          aufm RÜCkn?//
273       (-) und da muss se sich ma RICHtig JUCkn,/
274       =daMITs nich mehr KRABbelt;//
275       =HIER-/
276       =und dann((krabbelt Rücken von K2)[KRABbelt ]
277  K2:                                    [<<lacht>>]
278  ERZ: =se sich im ´GRAS-//>)
279  K2:  =aHAhaha;//
280  ERZ: =hm=HM;/
281       = DENN die GUCKT ja;/
282       <<len>guckt die ´!FRÖH!lich oder `!TRAU!rig;//>
283  K2:  (.)FRÖHlich;//
284  ERZ: =DENK ich;//
285       =noA?//
286       =SANdra-/
287       [SIEHste das?//]
288  K1:  [oder TRAUrig.//]
289  ERZ: =DENKste,/
290       =dass die TRAUrig GUCKT,//
291       (-)GUCK mal HIER,/
292       die (.) sieht AUS als wenn die LÄCHelt;//
293       (-)der gehts nämlich !RICH!TIG !!GUT!!
          der katze;//
```

- In Z266-267 zweifelt Kind 2 generell daran, dass Katzen „sich rumrollern" können: *das !GEHT! doch GAR ne;/=das ´!KÖN!`nen katzen !GAR! ne;//*. Durch die gesteigerte Lautheit und die nachdrückliche Akzentuierung stellt das Mädchen diesen Zweifel besonders heraus.

- Die Erzieherin geht auf den Wechsel in die ‚Metaebene' ein und tut ihre Meinung dazu kund – sie widerspricht im Flüsterton: *ach DOCH-/=das hab ich schon ma [geSEHN//]* (Z268). Mit dem Flüsterton erzeugt die Erzieherin nicht nur einen Gegensatz zur lauten, nachdrücklichen Äußerung von Kind 2, sie schwächt damit ihren Widerspruch auch ab.
- Kind 2 widerspricht ganz leise: *(nö:-/)* (Z270).
- Kind 1 unterstützt den Zweifel von Kind 2 nachdrücklich und widerspricht der Erzieherin ebenfalls: *=ICH !NE!;//* (Z271).
- Daraufhin begründet die Erzieherin ihre Meinung: *der der krabbelts vielleicht HINten aufm RÜCkn?///(-) und da muss se sich ma RICHtig JUCkn,/=daMITs nich mehr KRABbelt;//=HIER-/=und dann [KRABbelt]se sich im GRAS-//)* (Z272-278). Indem sie Kind 2 auf dem Rücken krabbelt, unterstreicht sie nicht nur ihre Äußerung, sondern sie verwandelt Kind 2 quasi in die Katze. Kind 2 legt sich nach hinten auf das Sofa und kuschelt sich an die Erzieherin.
- Offensichtlich will die Erzieherin noch anschließen, dass die Katze dabei fröhlich guckt, bricht aber ab und kleidet das in eine Frage: *DENN die GUCKT ja; guckt die `!FRÖH!lich oder `!TRAU!rig;//* (Z280-281). Mit dieser Frage erreicht sie, dass die Kinder das Bild genau betrachten und über das Aussehen (und die Stimmung) der Katze nachdenken und darüber ins Gespräch kommen (283-293).
- Nun initiiert Kind 1 einen Themenwechsel:

```
294   K1:   (.)<<all> und DAS isn !HUND!;//>
295   ERZ:  [<<gespannt flüsternd> [geNAU;//>]
296   K1:   [<<schnell> undn MÜLLauto.//>]
297   ERZ:  =<<flüsternd> geNAU/
298         =was MACHTn der HUND//>
299   K2:   (.)der TUT auf die STRAße gehn;//
300   ERZ:  <<flüsternd> geNAU:;/
301         =(GUT/)
302         (.) der RENNT//>
303         <<mf,acc> warum RENNtn der da↑VON?//>
304         (-)<<flüsternd> SEHT ihr das,//>
305   K1:   =((schulterzuckend)WEEß ni,//)
306   ERZ:  (.)((hält Hand „erschrocken" vor Mund))
              <<inspirator.> HM,/>
307         ((zeigt auf Bild)) <<mf> GUCKT ma !HIER!-/
308         =[sehtn ihr//]>
309   K2:   [<<mf>der AN]der hund der JAGT den,//>
310   ERZ:  ((nickt))<<f,lächelnd> GE=↑↑NAU`::;/
311         =der (he) !JAGT! dem hinter!HER!,/>
312         =<<skandier.,stacc> und dann !MACHT! der !DASS!
              der <<flüsternd> !FORT!kommt;//>>
313         (.)<<lächelnd> GANZ SCHNELL flitzt der
```

```
        da!VON!,//>
314  K1:  (-)(geNAU und der ANdre hund,/)
315       <<Lippenflattern als Illustration>
          ((zeigt gleichzeitig mit großer, schneller
          Armbewegung rechts das Fortlaufen des Hundes))
316       (!WEG!-)//
317  ERZ: =DER rast WEG.//
```

- Kind 1 zeigt auf zwei Bilder und kommentiert energisch und schnell: *und DAS isn !HUND!;/* (Z294) und setzt fort: *[undn] MÜLLauto.//* (Z296).
- Während der zweiten Äußerung von Kind 2 reagiert die Erzieherin bestätigend wiederum im Flüsterton: *[geNAU;//>]* (Zeile 295).
- Sie wiederholt die Bestätigung und erweitert die Benennung durch eine weiterführende Frage über den Hund: *geNAU-/ =was MACHTn der HUND-//* (Z297-298). Auch diese Äußerungen flüstert sie gespannt und erreicht damit, dass die Kinder ihre Aufmerksamkeit auf den Hund richten. Damit bestimmt sie den Gegenstand der folgenden Turns auf eine sensitiv-responsive Weise – sie nimmt eines der Angebote von Kind 1 (den Hund) auf.
- Kind 2 geht auf die Frage ein: *(.) der TUT auf die STRAße gehn;//* (Z299).
- Die Erzieherin bestätigt Kind 2 mehrfach in wertschätzender Weise und immer noch im Flüsterton: *geNAU:;/ =(GUT)/* (Z300-301) und spezifiziert die Äußerung von Kind 2: *(.) der RENNT//* (Z300-302).
- Außerdem fragt sie in normaler Lautstärke, aber schneller (dringlicher) werdend nach dem Grund dafür, dass der Hund rennt: *warum RENNTn der da↑VON?//* (Z303). Diese Sprechausdrucksgestaltung illustriert die Fluchtbewegung des Hundes. Die Erzieherin schließt wieder flüsternd eine weitere Frage an: *(-) SEHT ihr das,//* (Z304).
- Kind 1 zuckt verneinend mit den Schultern: *WEEß ni,//.* (Z305)
- Nun gibt die Erzieherin durch Körper- und Sprechausdruck einen weiteren Impuls für die Erzählung (Z306-308). Sie demonstriert zunächst ein Erschrecken:
  o sprachlich – sie formuliert einen Schreckenslaut (*HM,/*)
  o parasprachlich – sie spricht ruckartig inspiratorisch
  o nichtsprachlich – sie hält plötzlich die Hand vor den Mund.
  Dann zeigt sie auf einen anderen Hund, der den ersten verfolgt: *GUCKT ma !HIER!-/ =sehtn ihr//* (Z307-308). Mit diesem ausdrucksstarken, emotionalen Impuls fokussiert sie die Aufmerksamkeit der Kinder auf den zweiten Hund (den Verfolger und Verursacher der Flucht) und ‚malt' die gefährliche Situation expressiv aus. Damit baut sie einen Spannungsbogen auf.
- Prompt kommentiert Kind 2 das dramatische Geschehen: *der ANder hund der JAGT den,//* (Z309).
- Die Erzieherin bestätigt wiederum: *GE=↑↑NAU`:::;/ =der (he) JAGT dem hinter!HER!,/* (Z310-311). Sie lenkt die Aufmerksamkeit dann wieder auf

den ersten, den flüchtigen Hund: *und dann !MACHT! der !DASS! der !FORT!kommt;// (.)GANZ SCHNELL flitzt der da!VON!,//* (Z312-313). Diese Äußerungen gestaltet sie zum Teil wieder im Flüsterton, zum Teil in skandierendem Rhythmus mit besonderer Betonung der Plosivlaute und zunehmender Sprechgeschwindigkeit – die Sprünge des Hundes akzentuierend, allerdings durchweg freundlich lächelnd (vermutlich will sie die Dramatik nicht übertreiben und verhindern, dass die Kinder Angst bekommen).

- Kind 1 bestätigt diese Äußerung der Erzieherin (mit der von ihr im Ausschnitt mehrfach gebrauchten Formulierung *geNAU*) und lenkt die Perspektive wieder auf den Verfolger-Hund (Z314-316): *und der ANdre hund,/.* Es illustriert die Verfolgungsjagd parasprachlich (Lippenflattern) und nichtsprachlich (mit einer großen energischen Armbewegung): *(!WEG!-)//.* Dabei übernimmt es die von der Erzieherin vor wenigen Äußerungen gebrauchten Gestaltungsmittel (vgl. Z306-308).

- Die Erzieherin wiederholt nun sprachlich expandierend die Illustration des Kindes: *=DER rast WEG.//* (Z317).

Durch solches kindbezogenes sensitiv-responsives Agieren gelingt es dieser Erzieherin, einen Spannungsbogen aufzubauen, die Aufmerksamkeit der Kinder darauf zu fokussieren und sie zu Impulsen für den Fortgang der Geschichte anzuregen.

Nun wird ein Ebenenwechsel vollzogen: Die Kinder und die Erzieherin reflektieren die Fiktionalität einer Geschichte. Interessanterweise wird dieser Wechsel wieder nicht von der Erzieherin initiiert, sondern von Kind 1 (wie zu Beginn des Ausschnittes beim Gespräch über die Katze von Kind 2). Möglicherweise bezieht Kind 1 sich auf das Lächeln der Erzieherin während ihrer Performance des Erschreckens über die Gefährlichkeit der Verfolgung.

```
318   K1:   =aber dis sind kein !ECH!es BU`:CH;//
319   ERZ:  =das ist KEIN ECHtes buch,/
320         =was isn das !DANN!,//
321   K1:   (-)das is NURn !BUCH!, [(un nur-)//]
322   ERZ:                         [ DAS ist   ]
            NUR ein buch,//
323         =das ist kein ECHter HUND;/
324         =MEINSte paul;/
325         =NE?//
326   K1:   =<<verneinend>HM=hm;//>
327   ERZ:  =GE[NAU:,//]
328   K1:      [SIND] keene echte HUNde;//
329   ERZ:  =das sind BILder;/
330         (.) NE,//
331   K1:   =!BIL:!der.//
```

- Mit konzentriertem, überlegendem Gesichtsausdruck schließt Kind 1 an die Erzählung von der Verfolgungsjagd unmittelbar folgende Äußerung an: *=aber dis sind kein !ECH!es BU`: CH;//* (Z318).
- Auch hier lässt sich die Erzieherin auf den Wechsel in die ‚Metaebene' ein und fragt nach: *=das ist KEIN ECHtes buch?,/=was isn das !DANN!?,//* (Z319-320).
- Kind 1 korrigiert sich: *(-)das is NURn !BUCH!, [(un nur-)//]* (Z21).
- Die Erzieherin bestätigt Kind 1, indem sie (überlappend) wiederholt: *[DAS ist] NUR ein buch,//* (Z322). Dann führt sie weiter aus: *=das ist kein ECHter HUND;/=MEINSte paul;/=NE?//* (Z323-325).
- Das Kind stimmt zu: *=HM=hm;//* (Z326) und konkretisiert (es sind ja zwei Hunde im Buch abgebildet): *[SIND] keene echte HUNde;//* (Z327).
- Die Erzieherin stützt seine Begründung mit einem weiteren Argument: *=das sind BILder;/(.) NE,//* (Z329-330).
- Kind 1 wiederholt: *=!BIL:!der.//* (Z331).

Dieses Beispiel zeigt, dass auch in Kindertagesstätten gelingen kann, was Wieler (1997) für gelingendes Vorlesen im familialen Umfeld beschreibt: ein steter Wechsel zwischen Äußerungen zum Bilderbuch und daraus folgenden oder darüber hinausgehenden Reflexionen. Aus dem Ausschnitt wird deutlich, dass die vierjährigen Kinder dazu bereits fähig sind, denn sie initiieren selbst solche Wechsel auf eine ‚Metaebene'. Der Erzieherin gelingt es durch die Gestaltung einer kooperativen Atmosphäre, sie zu solchen Reflexionen anzuregen. Schon zu Beginn der Aufnahme greift die Erzieherin kindliche Initiativen auf (bis hin zum Singen des Jahreszeitenliedes) und ermuntert mit dieser offenen, feinfühligen Haltung die Kinder zu kreativen Beiträgen (bis hin zum energischen Widerspruch).

Voraussetzung für ein solches gelingendes Gespräch ist, dass die Erzieherin flexibel agiert und sich eng an den Impulsen der Kinder orientiert, aber selbst Gesprächsimpulse zur gemeinsamen Verfertigung einer Geschichte liefert und also das Gespräch sensitiv-responsiv leitet. Dass ein solches Gesprächsverhalten der Erzieherinnen allerdings nicht selbstverständlich ist, zeigt der folgende Ausschnitt.

Beispiel 7 (T2_P_4_01.42; vierjährige Kinder)

Die Kinder und die Erzieherin sitzen zusammen auf dem Sofa. Die Erzieherin sitzt in der Mitte und hält das Buch auf dem Schoß. Kind 1 und Kind 2, die jeweils außen sitzen, sehen die Bilder nur von der Seite oder sogar auf dem Kopf stehend, und auch dafür müssen sie den Kopf weit zur Seite drehen. Das bedeutet, dass sich ihnen jeweils andere Bildzusammenhänge darbieten, was eine gemeinsame Fokussierung erschweren dürfte. Kind 2 hat zudem kaum Platz auf dem Sofa und kann nur auf der Kante sitzen. Es steht im Verlauf des Gesprächs mehrfach auf, sucht vergeblich nach einer anderen Position und dreht sich schließlich häufig vom Geschehen weg und schaut die Kamerafrau an. Es beteiligt sich kaum mit eigenen Äußerungen an dem Gespräch. Während der gesamten Aufnahme reagiert die Erzieherin darauf nicht.

Zum Überblick wird zunächst das gesamte Transkript angeführt, bevor einzelne Aspekte thematisiert sowie ausgewählte Sequenzen detailliert analysiert werden. Unmittelbar vor dem folgenden Ausschnitt haben die Kinder über das Müllauto gesprochen. Die Erzieherin greift diesen Impuls auf und führt ihn fort, indem sie an ein gemeinsames Erlebnis anknüpft.

```
080   ERZ:  ↑↑!GUCK!,/
081         ein ↑↑MÜLL`au`to.//
082         da ↑↑WAR `ges`tern eins beim ↑↑KIN`der`garten
            das hat ↑AUCH `den `müll abgeholt das sah GANZ
            ge↑↑NAU`so `aus.//
083   K3:   und da [         (warn] dann ZWEI/        ]
084   K1:        [<<ruf> GUCK mal ein ´STRU`:MPF//>]
085   K3:   ((macht große Gesten mit beiden Armen)
            hier [!GUCK! (...) //)                   ]
086   K1:        [ein STRUMPF. //          ]
087   ERZ:       [<<h> ein> STRU`::MPF.// ]
088         hier ist ein [↑STRU:`MPF.//]
089   K3:              [ DA          ]
090         << f> waren (ZWEIne/) hier(.)hier VORne,//>
091   ERZ:  hä::,//
092   K3:   (... und STEHN und ä hängen,/)
093   ERZ:  [ hä=ä:.//          ]
094   K3:   [und WENN und HIER//]
095   K1:   ((wischt mit der Hand über das Bild vom Haus)
            DIS hier mach ma bloß;/
096         DIS hier mach ma bloß.//)
097   ERZ:  DIS hier mach ma blo:ß;/
098         no,/
099         <<all> mir KÖNnen ja mal HIER.//
100         ((zu K3) WAS hattest du ge↑SEHN `li`lian.//>)
101   K3:   [<<pp> DA:S HIER.//> ((zeigt auf Rollerbild))]
102   K1:   [hier WARte mal.//                           ]
103   ERZ:  [ ein    ] ↑↑ROL`ler.//
104   K1:   [hier.//]((blättert Seite um))
```

```
105   ERZ: ein MÄDchen auf [dem ↑↑ROL`ler.//]
106   K1:                   [DAS hier.//      ]
107        mÜSSn=ma [erst.//]
108   K3:           [WIEder ] n MÜLLeimer.//
109   ERZ: schon ´WIE`:der ein `MÜLL:[`auto:.//   ]
110   K1:                            [DAS müss=ma ]
           hier erst ma MACHen.//
111   ERZ: ja[WOLL.//]
112   K3:     [een    ] ROLler wieder.//
113   ERZ: WIEder ein ↑ROL`ler;//
114        ge↑↑NAU`:./
115        ein CI`ty`roller./
116        [NE,//]
117   K3:  [SCHON] WIEder des hier./
118        GUCK;//
119        WIEder die (...)//
120   ERZ: [schon ↑↑WIE`der ]
121   K2:  [schon WIEder.//  ]
122   ERZ: die FRAU.//
123        und WIEder ein ↑ROL`ler;/
124        ge↑↑NAU;//
125   K3:  [ACH ]
126   ERZ: [hm  ]
127   K3:  [WIEder      ]
128   K1:  [GUCke mal.//]
129   K3:  hat denn die [MÜTze;//     ]
130   ERZ:              [<<h> WAS      ] is denn ↑↑DAS,/>
131        `SAN`dy;//
132        [was ISn //]
133   K3:  [wer WAR    ] denn [DAS          ]
134   ERZ:                    [WARte mal.//]
135   K3:  [<<ruf> MÜTze.///> ]
136   K1:  [<<ruf> VO:gel.//>]
137   ERZ: [ ein, /           ]
138   K1:  [ <<ruf> VOgel./>  ]
139   K2:  [ (...)            ]
140   ERZ: ein ↑↑VOgel,/
141        [ ein ]
142   K3:  [ was ]
143   ERZ: ↑↑STORCH.//
144   K3:  w=WAS is hier auf die MÜTze;/
145        hier GRAUF. //
146   ERZ: hat die hat die FRAU ihre ↑↑MÜT`ze verloren;/
147        <<behaucht> das kann schon ↑↑SEIN;//>
148   K1:  GUCke ma:l.//
149   ERZ: <<p> ja was denn DA:S,//>
150   K1:  der Opa:.//
151   ERZ: ge↑↑NAU;/
```

```
152         der hat GAR keine ↑↑HAA`re;/
153         ↑↑NE?//
154   K3:   AUto:;/
155         AUto:.//
156   K1:   [<<f> der  ]
157   ERZ:  [     ein/ ]
158   K1:   hat gar keine HAA::re.//>
159   ERZ:  ein ↑GELbes ↑↑AU`to; /
160         ja↑WOLL;//
...
...   (06.21)
371   K1:   wann sin=mer denn FERtig.//
372   ERZ:  MAGST nich mehr SCHAUen. //
373   K1:   ((schüttelt den Kopf))
```

Aus dem Transkript wird deutlich, dass hier viel öfter und andauernder als in den bisherigen Beispielen mehrere Partner gleichzeitig sprechen. Daran sind nicht nur die Kinder beteiligt, sondern auch die Erzieherin. Die detaillierte Analyse wird zeigen, dass sich mehrere Teilthemen überlagern, ohne dass es zu einer Fokussierung kommt. Vor allem fehlt das für konsensuelle gesellige Gespräche übliche konzertierende Sprechen (vgl. hierzu z.B. Beispiele 1, 2, 4 und 6).

Weiterhin ist erkennbar, dass die Erzieherin fast durchgängig ein bestimmtes Melodie- und Akzentmuster verwendet: Auf den Akzentsilben macht sie auffallend hohe Tonhöhensprünge und wechselt dabei ins Kopfregister, in den Nachakzentsilben fällt die Melodie stufenweise ab – es entsteht eine Art von Sprechgesang, vgl. zum Beispiel Z080-082: ! ↑↑GUCK!,/ ein ↑↑MÜLL`au`to.// da ↑↑WAR `ges`tern eins beim ↑↑KIN`der`garten das hat ↑↑AUCH `den `müll abgeholt das sah GANZ ge↑↑NAU`so `aus.// Außerdem spricht sie fast durchgängig hell und hoch bis sehr hoch (bis eine Oktave über ihrer physiologischen Sprechstimmlage, die sie z.B. in Z097-099 verwendet). Die Stimme klingt zwar freundlich, aber aufgrund der stark überhöhten Stimmlage sehr künstlich und angestrengt. Dieser Sprechausdruck der Erzieherin weist Merkmale auf, die auch für das Motherese typisch sind. Aber im Gegensatz zu dem von den Eltern intuitiv sensibel und flexibel gebrauchten Muster wirkt die Verwendung hier schematisch und starr und dem Alter der Kinder nicht angemessen (unempathisch, unauthentisch).

Diese Starrheit zeigt sich auch auf der sprachlichen Ebene: Die Erzieherin greift im Wesentlichen nur diejenigen Äußerungen der Kinder auf, in denen sie Einzelbilder benennen. Andere (komplexe und steuernde) Impulse der Kinder ignoriert sie. So knüpft Kind 3 in Z083-085 unmittelbar an die Bemerkung der Erzieherin über das Müllauto an, das am vorigen Tag vor dem Kindergarten gestanden hatte. Offensichtlich erinnert sich Kind 3 daran, dass zwei Müllmänner den Müll abtransportiert haben, und zeigt mit großen Armbewegungen, wie sie die Mülltonnen ins Auto befördert haben.

```
080   ERZ:  !↑↑GUCK!,/
081         ein ↑↑MÜLL`au`to.//
082         da ↑↑WAR `ges`tern eins  beim  ↑↑KIN`der`garten
            das hat ↑AUCH `den `müll abgeholt das sah GANZ
            ge↑↑NAU`so `aus.//
083   K3:   und=da[          (warn] dann ZWEI/        ]
084   K1:         [<<ruf>GUCK mal ein `STRU':MPF//>]
085   K3:   ((macht große Gesten mit beiden Armen)
            hier [!GUCK! (...) //)              ]
086   K1:        [ein STRUMPF. //       ]
087   ERZ:       [<<h> ein> STRU`::MPF.// ]
088         hier ist ein [↑STRU:`MPF.//]
089   K3:                [ DA       ]
090         << f> waren (ZWEIne/) hier(.)hier VORne,//>
091   ERZ:  hä::,//
092   K3:   (... und STEHN und ä hängen,/)
093   ERZ:  [ hä=ä:.//          ]
094   K3:   [und WENN und HIER//]
```

- Obwohl das Kind also einen Impuls der Erzieherin fortführt, geht diese nicht darauf ein, sondern wiederholt stattdessen zweimal die Benennung eines Strumpfes von Kind 1 (Z087-088).
- Kind 3 versucht mehrfach vergeblich, seine Erinnerung an die Müllabfuhr zum Thema zu machen (Z089-090; Z092 und Z094).
- Unmittelbar darauf wischt Kind 1 mit einer Hand über das Bild vom großen Haus. Es will offensichtlich einen inhaltlichen Fokus setzen und das Gespräch auf das große Haus lenken (Z095-096):

```
095   K1:   ((wischt mit der Hand über das Bild vom Haus)
096         DIS hier mach ma bloß.//)
097   ERZ:  DIS hier mach ma blo:ß;/
098         no,/
099         <<all> mir KÖNnen ja mal HIER.//
100         ((zu K3) WAS hattest du ge↑SEHN `li`lian.//>)
101   K3:   [<<pp> DA:S HIER.//> ((zeigt auf Rollerbild))]
102   K1:   [hier WARte mal.//                          ]
103   ERZ:  [ ein    ] ↑↑ROL`ler.//
104   K1:   [hier.//]((blättert Seite um))
105   ERZ:  ein MÄDchen auf [dem ↑↑ROL`ler.//]
106   K1:                   [DAS hier.//      ]
```

```
107            mÜSSn=ma [erst.//]
108    K3:              [WIEder ] n MÜLLeimer.//
109    ERZ: schon ´WIE`:der ein `MÜLL:[`auto:.//    ]
110    K1:                               [DAS müss=ma]
               hier erst ma MACHen.//
111    ERZ: ja[WOLL.//]
112    K3:      [een     ] ROLler wieder.//
113    ERZ: WIEder ein ↑ROL`ler;//
114            ge↑↑NAU:./
115            ein CI`ty`roller./
116            [NE,//]
```

- Die Erzieherin wiederholt zwar die Äußerung des Kindes und stimmt formal zu (Z097-099), aber sie ignoriert dennoch seinen Impuls.
- Denn sie wendet sich mit einer Frage an Kind 3: *WAS hattest du ge↑SEHN `li`lian.//* (Z100). Kind 3 ist nicht mehr in das Gespräch eingebunden, sondern dreht sich immer wieder vom Buch weg, da es mit seiner ungünstigen Positionierung auf dem Sofa beschäftigt ist. Womöglich versucht die Erzieherin durch ihre Frage, das Mädchen in die Gesprächssituation zu integrieren.
- Kind 3 zeigt der Aufforderung folgend wohl auf das Bild eines Mädchens mit einem Roller: *DA:S HIER.//* (Z101).
- Die Erzieherin greift diese Äußerung auf und benennt das Bild selbst: *ein ↑↑ROL`ler.//  ... ein MÄDchen auf dem ↑↑ROL`ler.//* (Z103, 105).
- Kind 1 hat inzwischen die Seite umgeblättert und insistiert – es versucht noch einmal, seinen Impuls zur Chronologie des Betrachtens durchzusetzen: *DAS hier.// mÜSSn=ma erst.//* (Z106-107).
- Kind 3 führt mit einer Bildbenennung wieder auf das Müll-Thema hin: *WIEder n MÜLLeimer.//* (Z108).
- Die Erzieherin reagiert zwar nicht auf Kind 1 aus Z106-107, aber sie greift den Impuls von Kind 3 aus Z108 insofern auf, als sie korrigierend wiederholt: *schon ´WIE`:der ein `MÜLL:`auto:.//* (Z109). Sie führt diesen Impuls aber nicht im Sinne einer Geschichte weiter.
- Kind 1 versucht wiederum, seinen Impuls zur Chronologie des Betrachtens durchzusetzen: *DAS müss=ma hier erst ma MACHen.//* (Z110). Die Erzieherin stimmt wiederum formal zu: *jaWOLL.//* (Z111), aber sie ignoriert diesen Impuls auch hier.
- Stattdessen geht sie noch einmal auf die Benennung des Rollers durch Kind 3 (Z112: *een ROLler wieder.//*) ein. Sie wiederholt die kindliche Äußerung bestätigend und spezifizierend: *WIEder ein ↑ROL`ler;// ge↑↑NAU:./ ein CI`ty`roller./ NE,//* (Z113-116).

Insgesamt wird das Gespräch in diesem Ausschnitt bestimmt vom Benennen der Bilder durch die Kinder und der bloßen Wiederholung durch die Erzieherin, ohne dass sie diese Benennungen in eine kohärente Beschreibung oder Erzählung überführen oder auf den szenischen Zusammenhang im Buch hinweisen würde.

Die Kinder, die das Buch offensichtlich kennen, weisen die Erzieherin mehrfach auf den Erzählstrang einer Geschichte hin. Das zeigten bereits die wiederholten vergeblichen Versuche von Kind 1 zur Einhaltung einer Chronologie (s. oben). Darüber hinaus benennen die Kinder insbesondere diejenigen Personen und Gegenstände, die im Buch immer wieder vorkommen, zum Beispiel die beiden Männer mit dem Müllauto, ein Mädchen auf einem Roller oder eine Frau mit einem Buch:

```
108  K3:         [WIEder ] n MÜLLeimer.//
109  ERZ: schon ´WIE`:der ein ´MÜLL:[`auto:.//  ]
110  K1:                             [DAS müss=ma ]
          hier erst ma MACHen.//
111  ERZ: ja[WOLL.//]
112  K3:       [een     ] ROLler wieder.//
113  ERZ: WIEder ein ↑ROL`ler;//
114       ge↑↑NAU`:./
115       ein CI`ty`roller./
116       [NE,//]
117  K3:  [SCHON] WIEder des hier./
118       GUCK;//
119       WIEder die (...)//
120  ERZ: [schon ↑↑WIE`der ]
121  K2:  [schon WIEder.//  ]
122  ERZ: die FRAU.//
123       und WIEder ein ↑ROL`ler;/
124       ge↑↑NAU;//
```

Die Erzieherin wiederholt bestätigend diese Benennungen, aber sie verwendet überwiegend den unbestimmten Artikel. Es scheint so, als verstünde sie nicht, dass es sich um die ständig wiederkehrenden Protagonisten des Buches handelt, die über die Buchseiten hinweg Verschiedenes erleben bzw. mit denen Verschiedenes passiert. Nur wenn die Kinder auf ein bestimmtes Bild zeigen und es benennen, greift die Erzieherin diesen Impuls auf, auch zuungunsten von anderen, für den Aufbau einer Geschichte wesentlicheren (wenn auch unbestimmten) Impulsen. In der Folge verfallen die Kinder immer stärker in den Benenn-Modus, vgl. unter anderem folgende Passagen:

```
125  K3:  [ACH ]
126  ERZ: [hm  ]
127  K3:  [WIEder     ]
128  K1:  [GUCke mal.//]
```

```
129  K3:  hat denn die [MÜTze;//      ]
130  ERZ:              [<<h> WAS     ] is denn ↑↑DAS,/>
131       `SAN`dy;//
132       [was ISn //]
133  K3:  [wer WAR  ] denn [DAS         ]
134  ERZ:                  [WARte mal.//]
135  K3:  [<<ruf> MÜTze.//> ]
136  K1:  [<<ruf> VO:gel.//>]
137  ERZ: [ ein, /          ]
138  K1:  [ <<ruf> VOgel./>  ]
139  K2:  [   (...)          ]
140  ERZ: ein ↑↑VOgel,/
141      [ ein ]
142  K3: [ was ]
143  ERZ: ↑↑STORCH.//
...
149  ERZ: <<p>ja was denn DA:S,//>
150  K1:  der Opa:.//
151  ERZ: ge↑↑NAU;/
152       der hat GAR keine ↑↑HAA`re;/
153       ↑↑NE?//
154  K3:  AUto:;/
155       AUto:.//
```

Dieses Benennen, oft in Form von Einwort-Äußerungen, unterfordert die vierjährigen Kinder erheblich, und sie verlieren die Lust am Buch. Sie blättern viel schneller durch das Buch als in anderen Aufnahmen, dabei überblättern sie auch Seiten. Das Benennen wird unzusammenhängend, die Kinder benennen anscheinend wahllos Bilder, die ihnen beim flüchtigen Draufblicken ins Auge fallen, und weisen nicht mehr auf einen Zusammenhang zwischen den Bildern hin.

Kind 1 bringt sein Unbehagen schließlich explizit sprachlich und nichtsprachlich zum Ausdruck (Z371 und 372):

```
371  K1:  wann sin=mer denn FERtig.//
372  ERZ: MAGST nich mehr SCHAUen.//
     K1:  ((schüttelt den Kopf))
```

Kurz nach Z372 wird das Betrachten des Bilderbuchs vorzeitig (mitten im Buch) abgebrochen.

Die Unflexibilität der Erzieherin zeigt sich sowohl sprachlich, parasprachlich und nichtsprachlich. Das Gespräch kommt über das Benennen einzelner Bilder nicht hinaus, es entsteht keine Geschichte, kein Spannungsbogen. Die Erzieherin greift die zahlreichen kindlichen Impulse kaum auf, stellt keine weiterführenden

Fragen und entwirft keine Erzählhandlung. Es gelingt ihr nicht, die verschiedenen Äußerungsimpulse der Kinder so zu fokussieren, dass ein gemeinsames Gesprächsthema etabliert werden kann. Es kommt nicht zur Animation von Figuren oder gar zu Kommentaren oder Reflexionen über das Buch. Sie unterfordert die vierjährigen Kinder und erzeugt statt Sprechfreude Frustration. Offensichtlich ist die Erzieherin mit der Situation überfordert (möglicherweise noch verstärkt durch die Aufnahmesituation – sie schaut vor allem zu Beginn der Aufnahme des Öfteren zur Kamerafrau).

Gesprächshemmendes Verhalten einer Erzieherin in so drastischer Ausprägung kommt im Korpus nur selten vor. Allerdings sind ähnliche Verhaltensweisen in abgeschwächter Form über einige Passagen hinweg auch in den Aufnahmen von anderen Erzieherinnen zu finden.

5   Fazit

In den vorgestellten Analysen wurde vor allem untersucht, inwieweit die Erzieherinnen kindliche Sprechausdrucksgestaltungen berücksichtigen und mittels eigener Ausdrucksformen bestimmte Reaktionen bei den Kindern auslösen. Die vorgestellten Beispiele zeigen, dass der Sprechausdruck ein wichtiges Gestaltungs- und Strukturierungsmittel in den Gesprächen über das Frühlingswimmelbuch ist. Für bestimmte Sprechausdrucksgestaltungen konnte eine kommunikationsförderliche Wirkung gezeigt werden:

- Mit einem expressiven Sprechausdruck kann eine Erzieherin die kindliche Aufmerksamkeit fokussieren und die Bilderbuchbetrachtung als besondere Situation kennzeichnen. Dadurch wird das Interesse der Kinder an der Bilderbuchbetrachtung geweckt.
- Durch gegenseitiges Imitieren oder Modifizieren expressiver Sprechausdrucksgestaltungen (konzertierendes Sprechen) entsteht emotionale Nähe und es wird Gemeinsamkeit demonstriert. Dadurch kann eine Gesprächsatmosphäre etabliert werden, in der die Kinder zum Sprechen und Reflektieren über das Buch sowie zum Spielen mit sprachlichen, para- und nichtsprachlichen Formen ermuntert werden.
- Über expressiven Sprech- und Körperausdruck können Figuren im Buch animiert und Ereignisse demonstriert werden. Dadurch lernen die Kinder, Perspektiven Anderer zu übernehmen, sich in die Gefühlswelten der Figuren hineinzuversetzen. Durch das gemeinsame Erleben der vorgestellten Buchwirklichkeit wird eine Brücke zum eigenen Erleben geschaffen. Imi-

tationen von Tierrufen haben gerade bei kleinen Kindern eine sprachförderliche Funktion.

- Durch flexibel eingesetzten Sprechausdruck können Gesprächsebenen-
wechsel verdeutlicht werden.
- Über gezielt eingesetzten expressiven Sprechausdruck können Schlüssel-
begriffe der Erzählthemen hervorgehoben werden. Dadurch unterstützen
die Sprechausdrucksmerkmale das sprachlich Bedeutsame, erleichtern das
Einprägen neuer Begriffe und Formulierungen und stimulieren das kindliche Imitieren.

Es finden sich im Korpus viele Beispiele, in denen es Erzieherinnen gelingt, eine
lebendige, spannende Gesprächsatmosphäre zu erzeugen, in der die Kinder zu
eigenen Impulsen ermutigt werden und in denen sie kindliche Impulse aufgreifen und im Sinne einer Erzählung, einer Beschreibung oder eines Erlebnisbe-
richts kohärent fortführen. Die Erzieherinnen agieren dabei oft mit sehr expressiven Sprechausdrucksgestaltungen, die auf einen externen Beobachter übertrie-
ben wirken können. Die Analyse der Gesprächsverläufe zeigt jedoch, dass gerade solche Gestaltungen – gezielt, punktuell, flexibel verwendet, also auf die
konkrete Gesprächssituation bezogen – ganz besonders die Aufmerksamkeit der
Kinder wecken und sie vor allem zu eigenen Produktionen anregen (vgl. hierzu
auch Braun 2007). Voraussetzung für ein gelingendes Bilderbuch-Gespräch ist
ein flexibler, variantenreicher, situations- und partnerbezogener Umgang mit
dem Sprechausdruck.

Aus den Analysen ist auch erkennbar, dass der Sprechausdruck eng mit sprachlichem und nichtsprachlichem Verhalten verwoben ist.

- Erzieherinnen, die mit dem Sprechausdruck sensitiv-responsiv umgehen,
tun das meist auch sprachlich und nichtsprachlich. Es gelingt ihnen, einen
Spannungsbogen aufzubauen, die Aufmerksamkeit der Kinder darauf zu
fokussieren und sie zu Impulsen für den Fortgang der Geschichte anzuregen. Dabei agieren sie sprachlich sehr variantenreich, sie erweitern die
Äußerungen der Kinder, sie stellen Fragen, die sich am aktuellen Interesse
und an den Erfahrungen der Kinder orientieren, sie führen die Kinder zu
neuen Themen, motivieren zum Reflektieren. Vor allem lassen sie sich
auf kindliche Initiativen ein und führen diese fort, gerade auch dann,
wenn sie mit dem eigentlichen Buchinhalt (anscheinend) nichts zu tun haben. Auf diese Weise fordern sie die Kinder heraus, eigene Ideen zu entwickeln und miteinander darüber zu kommunizieren.
- Erzieherinnen, die mit dem Sprechausdruck dagegen eher starr und schematisch umgehen, agieren meist auch sprachlich und nichtsprachlich un-

flexibel. Einige Erzieherinnen fragen zum Beispiel kaum oder gar nicht, sondern wiederholen nur die Benennungen der Kinder (oft in einem schablonenhaft gebrauchten Motherese). Andere Erzieherinnen stellen dagegen viele Fragen (sog. Quizzfragen), lassen sich dabei aber nicht vom Interesse und den Initiativen der Kinder leiten, sondern nutzen die Fragen eher zur Überprüfung kindlichen Wissens. Die Unflexibilität kann sich auch darin zeigen, dass Erzieherinnen selbst viel reden, sich dabei mehrfach wiederholen (inhaltlich oft nicht weiterführend) und dadurch verhindern, dass die Kinder zu Wort kommen können. In allen Fällen orientieren sich die Erzieherinnen dabei zu wenig an den Impulsen der Kinder.

Die im Artikel vorgestellten Analysen wurden anhand des sog. Postkorpus vorgenommen. Die Erzieherinnen hatten also alle eine intensive Fortbildung zum sprachförderlichen Gesprächsverhalten absolviert (vgl. Kurtenbach 2011), in der es unter anderem um die folgenden Inhalte ging:

- kommunikationsfördernde Grundhaltung „Aufmerksames Zuhören"
- Sensibilisierung – Selbstreflexion des kommunikativen Verhaltens
- gemeinsame Aufmerksamkeit als Grundpfeiler sensitiven Gesprächsverhaltens
- bewusster Einsatz gesprächsfördernder Fragen
- gemeinsames Betrachten von Bilderbüchern als gesprächsförderliche Situation
- Bedeutung des kindlichen Spiels für die Sprachentwicklung, kommunikationsförderndes Spiel.

Betrachtet man diese Schulungsinhalte auf der Basis der hier vorgestellten Analysen, so wird deutlich, dass viele Erzieherinnen von der Schulung profitieren konnten und durch ihre Verhaltensweisen wertvolle, kommunikationsförderliche Gesprächssituationen mit Kindern etablieren (zu den Schulungseffekten vgl. Kupietz in diesem Band). Jedoch gibt es auch Beispiele, die zeigen, dass nicht alle Erzieherinnen von den Schulungsinhalten in gleichem Maße profitiert haben. Es ist zu vermuten, dass für das Ausprobieren und Reflektieren der bewusst eingesetzten Sprachförderstrategien nicht ausreichend Zeit, Raum und Begleitung bei der Reflexion eingeplant wurde. Diese Erkenntnis wird in Erzieherinnenschulungen berücksichtigt, die in Kooperation mit dem Eigenbetrieb der Kindertagesstätten Halle seit 2010 durchgeführt werden (vgl. Kreutzer/Kurtenbach in diesem Band). Dabei wird ein besonderes Augenmerk auf die Reflexions- und Erprobungsphase des Erlernten im Kindergartenalltag gelegt.

Die Analysen konnten aber auch zeigen, dass das Betrachten von Bilderbüchern mit Kindern in Kindertagesstätten eine ganz besondere Situation darstellt, in der die Erzieherin unterschiedliche gesprächsfördernde Funktionen wahrnehmen kann:

- Zu Beginn des Buchanschauens motiviert sie die Kinder, weckt Erwartungen an das Buch und erzeugt auf diese Weise Spannung.
- Im Verlauf des Buchanschauens greift sie Gesprächsimpulse der Kinder auf und bereichert sie mit Fragen oder Erläuterungen bzw. führt sie fort.
- Die Erzieherin agiert dabei sowohl sprachlich, parasprachlich als auch nichtsprachlich, da kindliche Impulse auf allen diesen Ebenen stattfinden können.
- Außerdem hat sie möglichst alle Kinder im Blick und kennt Strategien, um zurückhaltende oder abschweifende Kinder ins Geschehen einzubinden.
- Sie kennt den Sprachentwicklungsstand der Kinder reagiert sprachlich und parasprachlich angepasst.
- Sie ist über Interessen und Lebenswelten der Kinder informiert und kann deshalb Anknüpfungspunkte im Buch entdecken.

Nicht zuletzt spielt die Auswahl eines geeigneten Bilderbuches eine große Rolle. Die Analysen liefern wiederholt Hinweise darauf, dass ein Wimmelbuch mit seiner facettenreichen Bilderfülle für die hier untersuchte Situation (Buchbetrachtung mit drei zwei- bzw. vierjährigen Kindern mit besonderem Sprachförderbedarf) nicht uneingeschränkt geeignet ist: In den Aufnahmen hatten die Kinder aufgrund ihrer unterschiedlichen Sitzpositionen jeweils unterschiedliche Perspektiven auf die Buchseiten, deshalb und aufgrund der enormen Bilderfülle wurden sie auf jeweils andere Details aufmerksam. Dadurch war die Fokussierung auf eine Geschichte (unter vielen möglichen) für alle Beteiligten besonders schwierig. Außerdem ist zu vermuten, dass einige Kinder auch visuell überfordert waren, weil auf jeder Buchseite viele verschiedene Details nahezu gleichrangig abgebildet sind. Erfahrungen aus der sprachtherapeutischen Arbeit vor allem mit kleineren Kindern legen nahe, dass sich besonders Bilderbücher eignen, die realitätsnah gezeichnet sind, an deren Gegenstand die Kinder aufgrund eigener Erfahrungen anknüpfen können und in denen sich die Bildebenen eindeutig voneinander abheben, so dass sich über alle Buchseiten hinweg im Bildvordergrund eine Geschichte geradezu aufdrängt.

Im Landesmodellprojekt „Sprache fördern" war die Betrachtung des Wimmelbuches aus forschungsmethodischen Erwägungen für die Videoanalyse vorgegeben. Aber in den Schulungen wurde mit den Erzieherinnen erarbeitet, wie

Bilderbücher in den Kitas so präsentiert werden können, dass sie die Neugier der Kinder wecken und sie dazu anregen, sich selbst ein Buch auszusuchen und es mit einer Erzieherin (und mit anderen Kindern) zusammen anzugucken.

Die Analyse der videografierten Situationen hat ergeben, dass es viele Gemeinsamkeiten, aber auch deutliche individuelle Unterschiede im Gesprächsverhalten der Erzieherinnen gibt. Darüber hinaus begleiten die Erzieherinnen in ihrem Berufsalltag sehr unterschiedliche Kinder (im Temperament und im Charakter, im Entwicklungsniveau, im kulturellen Hintergrund, in den Kommunikationsgewohnheiten etc.) und müssen auf diese Vielfalt flexibel reagieren. Fortbildungen zur Sprach- und Kommunikationsförderung sollten daher einen besonderen Fokus darauf legen, dass die Erzieherinnen das eigene Gesprächsverhalten in verschiedenen Gesprächssituationen mit den Kindern reflektieren lernen. Dabei kann es nur bereichernd sein, die Bedeutung des Sprechausdrucks in all seinen kommunikationsförderlichen aber auch -hemmenden Wirkungen bewusst zu machen.

5   Literaturverzeichnis

Andresen, Helga (2002): Interaktion, Sprache und Spiel. Zur Funktion des Rollenspiels für die Sprachentwicklung im Vorschulalter. Narr Verlag Tübingen.

Baldauf, Heike (2002):Knappes Sprechen. Niemeyer Verlag Tübingen.

Bose, Ines (2003): *dóch da sín ja ' nur mûster //* - Kindlicher Sprechausdruck im sozialen Rollenspiel. (Hallesche Schriften zur Sprechwissenschaft und Phonetik 9). Peter Lang Verlag Frankfurt a. M. u.a.

Bose, Ines (2010): Stimmlich-artikulatorischer Ausdruck und Sprache. In: Deppermann, Arnulf / Linke, Angelika (Hg.): Sprache intermedial: Stimme und Schrift, Bild und Ton. (= Jahrbuch des IDS 2009). Verlag de Gruyter Berlin / New York, 29-68.

Bose, Ines / Ehmer, Oliver (2007): Formen und Funktionen des Sprechausdrucks in geselliger Kommunikation. In: Velichkova, Ludmila (Hg.): Klangsprache im Fremdsprachenunterricht (IV) - Forschung und Praxis. Universitätsverlag Woronesh, 33-49.

Bose, Ines / Bößhenz, Katja / Pietschmann, Judith / Rothe, Ingmar (2012): „ *°hh hh° also von KUNdenfreundlich halt ich da nIcht viel bei ihnen;*" – Analyse und Optimierung von Callcenterkommunikation am Beispiel von telefonischen Reklamationsgesprächen. In: Gesprächsforschung - Online-Zeitschrift zur verbalen Interaktion (ISSN 1617-1837). Ausgabe 12, 143-195. <www.gespraechsforschung-ozs.de>

Bose, Ines / Schwarze, Cordula (2007): Lernziel Gesprächsfähigkeit im Fremdsprachenunterricht Deutsch. In: Zs. f. interkulturellen Fremdsprachenunterricht 12:2. (Hg.: Hirschfeld, Ursula / Reinke, Kerstin). München, Berlin. (29 Seiten). *http://zif.spz.tu-darmstadt.de/*

Braun, Barbara (2007): Gemeinsam ein Bilderbuch lesen – Vermitteln und Aneignen in der Kommunikation von Mutter und Kind. In: Meng, Katharina / Rehbein, Jochen (Hg.): Kindliche Kommunikation – einsprachig und mehrsprachig. Waxmann Verlag Münster u.a., 127-154.

Bredel, Ursula / Ehlich, Konrad / Falk, Simone / Guckelsberger, Susanne / Kemp, Robert F. / Komor, A. / Reich, Hans H. / Trautmann, Caroline (2008): Desiderate der Forschung zur kindlichen Sprachaneignung. In: Ehlich, Konrad / Bredel, Ulrike / Reich, Hans H. (Hg.): Referenzrahmen zur altersspezifischen Sprachaneignung. (= Bildungsforschung, Band 29/II) BMBF Bonn / Berlin, 255-270.

Bruner, Jerome S. (1987): Wie das Kind sprechen lernt. Huber Verlag Bern.

Cook-Gumperz, Jenny (1992): Gendered contxts. In: Auer, Peter / di Luzio, Aldo (eds.): The contextualization of language. Benjamins Amsterdem / Philadelphia, 177-198.

Deppermann, Arnulf (1999): Gespräche analysieren. Eine Einführung in konversationsanalytische Methoden. Verlag Leske+Budrich Opladen.

Ehmer, Oliver (2011): Imagination und Animation: die Herstellung mentaler Räume durch animierte Rede. de Gruyter Verlag Berlin.

ELAN: Linguistic Annotator, Version 4.1.0. <http://tla.mpi.nl/tools/tla-tools/elan/> (15.2.2013)

Garvey, Catherine (1984): Children's talk. Oxford.

Grimm, Hannelore (1995): Sprachentwicklung - allgemeintheoretisch und differentiell betrachtet. In: Oerter, Rolf / Montada Leo (Hg.): Entwicklungspsychologie. Beltz PVU Weinheim u.a., 705-757.

Gutenberg, Norbert (2001): Einführung in Sprechwissenschaft und Sprecherziehung. Peter Lang Verlag Frankfurt a. M. u. a.

Hannken-Illjes, Kati (2004): Gute Gründe geben. Ein sprechwissenschaftliches Modell argumentativer Kompetenz und seine didaktischen und methodischen Implikationen. Peter Lang Verlag Frankfurt a. M.

Keenan, Eleanor O. (1979): Gesprächskompetenz bei Kindern. In: Martens, Karin (Hg.): Kindliche Kommunikation: theoretische Perspektiven, empirische Analysen, methodologische Grundlagen. Suhrkamp Verlag Frankfurt a. M., 168-201.

Kienpointner, Manfred (2005): Dimensionen der Angemessenheit. Theoretische Fundierung und praktische Anwendung linguistischer Sprachkritik. Aptum. Zs. f. Sprachkritik und Sprachkultur, 3, 193-219.

Kirsch-Auwärter, Edith (1985): Die Entwicklung von Sprachspielen in kindlicher Kommunikation. In: Kallmeyer, Werner (Hg.): Kommunikationstypologie: Handlungsmuster, Textsorten, Situationstypen. (=Jahrbuch 1985 des Instituts für deutsche Sprache). Schwann Verlag Düsseldorf, 154-171.

Krech, Eva-Maria / Richter, Günther / Stock, Eberhard / Suttner, Jutta (1991): Sprechwirkung. Grundfragen, Methoden und Ergebnisse ihrer Erforschung. Akademie Verlag Berlin (DDR).

Kurtenbach, Stephanie (2011): Einblick in die Qualifizierungsmaßnahme des Landesmodellprojekts Sprache fördern, Sachsen: Methoden der Sprachförderung. In: Sievert, Ulrike / Voigt-Zimmermann, Susanne (Hg.): Klinische Sprechwissenschaft. Aktuelle Beiträge aus Wissen-schaft, Forschung und Praxis. (Hallesche Schriften zur Sprechwissenschaft und Phonetik 35). Peter Lang Verlag Frankfurt a. M. u.a., 127-133.

Merkel, Johannes (2005): Warum das Pferd von hinten aufzäumen? Grundsätze zur Sprachförderung im Elementarbereich, insbesondere von Kindern mit anderer Muttersprache. In: Textor, Martin (Hg.): Kindergartenpädagogik. Online-Handbuch. <http://www.kindergartenpaedagogik.de/1296.html> (09.08.2012)

Nentwing-Gesemann, Iris / Fröhlich-Gildhoff, Klaus / Harms, Henriette / Richter, Sandra (2011): Professionelle Haltung – Identität der Fachkraft für die Arbeit mit Kindern in den ersten drei Lebensjahren. Expertise des Deutschen Jugendinstitutes im Rahmen der WiFF-Weiterbildungsinitiative Frühpädagogische Fachkräfte.

Nixdorf, Sophie (2012): Formen und Funktionen des Sprechausdrucks - Gespräche zwischen Erzieherinnen und Kindern in Bilderbuchsituationen unter sprachtherapeutischem Aspekt. Masterarbeit Halle (Saale). (Mskr.).

Papoušek, Mechthild (1994): Vom ersten Schrei zum ersten Wort: Anfänge der Sprachentwicklung in der vorsprachlichen Kommunikation. Huber Verlag Bern u. a.

Redder, Angelika (1994): ‚Bergungsunternehmen' – Prozeduren des Malfeldes beim Erzählen. In: Brünner, Gisela / Graefen, Gabriele (Hg.): Texte und Diskurse. Methoden und Forschungsergebnisse der funktionalen Pragmatik. Westdeutscher Verlag Opladen, 238-264.

Remsperger, Regina (2013): Das Konzept der Sensitiven Responsivität. Ein Ansatz zur Analyse des pädagogischen Antwortverhaltens in der ErzieherInnen-Kind-Interaktion. In: Frühe Bildung 1. Hogrefe Verlag Göttingen, 12-19.

Ritterfeld, Ute / Siegert, Susanne (2000): Die Bedeutung naiver Sprachlehrstrategien in Erwachse-nen-Kind-Dyaden. In: Logos Interdisziplinär. 8. Jg./1. Köln, 37-43.

Schwitalla, Johannes (1993): Über einige Weisen des gemeinsamen Sprechens. Ein Beitrag zur Theorie der Beteiligungsrollen im Gespräch. In: Zs. f. Sprachwissenschaft 11/1, 68-98.

Selting, Margret (1997): Interaktionale Stilistik: Methodologische Aspekte der Analyse von Sprechstilen. In: Selting, Margret / Sandig, Barbara (Hg.): Sprech- und Gesprächsstile. Verlag de Gruyter Berlin / New York, 9 -44.

Selting, Margret et al. (2009): Gesprächsanalytisches Transkriptionssystem 2 (GAT 2). In: Gesprächsforschung – Online-Zeitschrift zur verbalen Interaktion (ISSN 1617-1837). 10, 353-402. <www.gespraechsforschung-ozs.de>

Thieme, Tabitha (2011): Gesprächsverhalten von Erzieherinnen mit zwei- und vierjährigen Kindern in einer Bilderbuchsituation – eine empirische Untersuchung. Dipl.-arbeit Halle (Saale). (Mskr.).

Tomasello, Michael (1999): The Cultural Origins of Human Cognition. Harvard Univ. Press Cambridge (Mass.) / London.

Wieler, Petra (1997): Vorlesen in der Familie: Fallstudien zur literarisch-kulturellen Sozialisation von Vierjährigen. Juventa Verlag Weinheim u. a.

Wygotski, Lew S. (1987): Ausgewählte Schriften. Arbeiten zur psychischen Entwicklung der Persönlichkeit. Bd. 2. Verlag Volk und Wissen Berlin (DDR).

Gesprächskreise in Kindertagesstätten – Anlass zur Sprachbildung?

Stephanie Kurtenbach, Ines Bose, Elena Koch und Hannah Kreft, Halle (Saale)

1 Einführung

Gesprächskreisen in Kindertagesstätten wird in der Fachliteratur ein hohes Maß an Sprachbildungspotenzial zugesprochen. In der Gruppe sollen die Kinder lernen, sich anderen mitzuteilen, Kommunikationsregeln wie das Zuhören, Ausredenlassen und Nacheinanderreden einzuhalten und gemeinsam ein Thema weiter zu entwickeln. Nach Jaschke-Roehl (2002) ist der Gesprächskreis wie etwa der *Morgenkreis* eine gute Gelegenheit, Kindern im offenen Konzept Gemeinschaft und Struktur zu vermitteln. Morgenkreise sind eine sehr beliebte Gesprächssituation in Kindertagesstätten. Sie finden zu Beginn des Tages meistens mit allen Kindern einer Gruppe statt und haben oft mehrere Funktionen, z.B. den Kindern die Ankunft in der Kita und den Abschied von den Bezugspersonen zu erleichtern, auf den Tag einzustimmen, über geplante Vorhaben des Tages zu diskutieren oder auch ein Geburtstagsind zu feiern. Wie unterschiedlich diese Kommunikationssituationen gestaltet sein können, beschreibt Gödde (2007, 3): Lieder singen, gemeinsam musizieren, Gespräche führen, Erzählungen lauschen, Pläne für den Tag besprechen, Absprachen treffen, aktuelle Ereignisse diskutieren, miteinander reimen, sprechen und einander zuhören.

Neben dem Morgenkreis gibt es noch zahlreiche andere Formen wie auch Bezeichnungen von Gesprächskreisen in Kindertagesstätten. Innerhalb von *Erzählkreisen* steht die explizite Förderung von Erzählfähigkeit im Vordergrund, d.h. die Kinder werden zum Erzählen angeregt. In *Montag-Morgen-Kreisen* sollen die Kinder dazu animiert werden, von Wochenenderlebnissen zu berichten. *Kinderversammlungen* oder *Kinderkonferenzen* gründen auf der Absicht, Kindern eine Partizipation am Kita-Alltag zu ermöglichen, und können als Chance gesehen werden, mit Kindern gemeinsam Projekte zu organisieren und umzusetzen. Hierbei kann es sich um die Realisierung ganz unterschiedlicher Vorhaben handeln (anstehende Feste, Wochenablauf, Zimmerumgestaltung u.a.). Dabei erhalten Kinder die Möglichkeit, ihre Ideen zu formulieren, ihre Wünsche zu äußern und sie vor den anderen gegebenenfalls auch zu verteidigen. Gesprächskreise fordern ein hohes Maß an Gesprächskompetenz bei den Erzieherinnen (vgl. Siegmüller/Fröhling 2010, 120).

Dagegen zeigen empirische Untersuchungen zu Gesprächskreisen in Kindertagesstätten und Grundschulen ein eher kritisches Bild (Becker-Mrotzek 2011; Albers 2009). So stellt Albers (ebd., 262) fest, dass Erzieherinnen Sprache in Situationen wie Stuhlkreisen vermehrt direktiv zur Regulierung von Handlungsabläufen und zur Herstellung von Ordnung einsetzen. Die Gruppengröße erweist sich als beeinflussender Faktor für die Sprachförderung:

„Je weniger Kinder an polyadischen Situationen beteiligt sind, desto eher entsteht eine sprachförderliche Atmosphäre in den Gesprächsbeiträgen, die sich auf Seiten der Erzieherinnen einer vertikalen Dialogstruktur annähern, auf Seiten der Kinder komplexe, kohärente und längere Äußerungen evozieren" (ebd.).

Die Möglichkeit der Sprachbildung in Gesprächskreisen hängt nach einer Untersuchung von Knapp et al. (2010, 32ff.) vor allem von der jeweiligen frühpädagogischen Fachkraft ab, d.h. von ihrer Sensibilität für die Belange der Kinder, ihrem Sprachverhalten und der Gestaltung der Situation. Die Autoren betonen, dass von den Erzieherinnen ein besonders hohes didaktisches Geschick verlangt wird, um „alle Kinder in einer solchen Situation zu begeistern, anzuregen und zu aktivem Sprechen zu veranlassen", damit nicht überwiegend verschulte Gespräche „mit wenig Eigenaktivität der Kinder" entstehen (ebd., 107).

Positiv bewertet werden Gesprächskreise, in denen die Fachkräfte partnerschaftlich-kooperativ agieren (Schulze 2009, 110ff.). Kritisiert werden Gesprächskreise, in denen Erzieherinnen vor allem Wissen vermitteln oder überprüfen wollen, da sie dann häufig stark reglementieren und den Kindern wenig Spielraum bieten, miteinander ins Gespräch zu kommen (vgl. Zühlke (o.J.); Schulze 2009, 111ff.).

Kritisiert werden Gesprächs- bzw. Erzählkreise auch in der Grundschule (Becker-Mrotzek 2011): Die Lehrer würden zu starke inhaltliche und strukturelle Vorgaben machen, einem fragend-entwickelnden Verfahren folgen (Initiation-Reply-Evaluation), dadurch komme es zu sehr hohen Redeanteilen der Lehrer, aber nur zu geringen Redeanteilen der Schüler. Die institutionellen

Bedingungen schulischer Kommunikation würden sich durchsetzen; es handele sich eher um ein Aufgabenlösen als um ein gegenseitiges Erzählen zur gemeinsamen Verarbeitung und Bewertung von Erlebtem (ebd., 43). Der Autor plädiert stattdessen für Erzählsituationen in der Kleingruppe.

In sprechwissenschaftlichen Pilotstudien wurde untersucht, inwieweit dem Gesprächskreis im Kindergarten tatsächlich ein hohes Maß an sprachbildendem Potenzial innewohnt. Im Folgenden werden zwei Untersuchungen mit unterschiedlichen Perspektiven vorgestellt:

- eine Befragung von Erzieherinnen zu ihren Erfahrungen mit dem Gesprächskreis als sprachbildende Situation (Koch 2012)
- eine Videodokumentaion von insgesamt sieben Gesprächskreisen in fünf halleschen Kindertagesstätten (Kreft 2012).

2 Gesprächskreise in halleschen Kindertagesstätten – eine Fragebogenerhebung

In einer Fragebogenerhebung mit frühpädagogischen Fachkräften hat Elena Koch (2012) zunächst erfasst, ob in Kindertagesstätten der Stadt Halle Gesprächskreise durchgeführt werden und wie diese gestaltet sind. Die folgenden Fragen zeichneten das Interesse dieser Untersuchung ab:

- Welche Formen des Gesprächskreises werden verwendet?
- Wie groß sind die Gesprächskreise in der Regel?
- Besteht eine gewisse Regelmäßigkeit in ihrer Durchführung?
- Werden Rituale wie Rederecht-Gegenstände oder ein einführendes Lied bzw. Spiel eingesetzt?
- Wird mit den Gesprächskreisen ein bestimmtes Ziel verfolgt?
- Welches Sprachbildungspotenzial messen die Erzieherinnen dem Gesprächskreis zu?
- Gibt es Vorgaben durch die Kita-Leitung, den Träger oder das Konzept bezüglich der Durchführung von Gesprächskreisen?
- Wie reflektieren die Erzieherinnen ihre Funktion in Gesprächskreisen?

2.1 Erhebungsinstrument und Befragung

Der Fragebogen war nach einer einleitenden Frage („Werden Gesprächskreise von Ihnen durchgeführt?") in zwei inhaltliche Teile gegliedert. Mit 19 Fragen im ersten Teil wurden Formalitäten erfasst wie Strukturen und Besonderheiten der Gesprächskreise; 12 Fragen im zweiten Teil sollten zum Reflektieren der Funktion der Befragten im Gesprächskreis anregen und gingen insbesondere auf das Sprachbildungspotenzial des Gesprächskreises ein. Es wurden mehrere Frage- und Antwortformate genutzt, wie beispielsweise geschlossene Fragen (mit 2-5 Antwortmöglichkeiten), halboffene Fragen, offene Fragen, Fragen mit Ergänzungsoptionen und Skalierungsfragen.

Im April 2012 wurden 100 Fragebögen an Kitas aus städtischen Einrichtungen und freien Trägerschaften verschickt oder verteilt. 72 davon wurden innerhalb von zwei Wochen ausgefüllt zurückgeschickt oder übergeben.

2.2 Ergebnisse

69 der 72 befragten Erzieherinnen setzen nach eigenen Angaben Gesprächs-kreise ein. Die drei Befragten, die keine Gesprächskreise durchführen, gaben an, dass zwar durchaus Gespräche mit den Kindern geführt werden, allerdings aber nicht in Form eines Gesprächskreises (Gründe dafür: *„fehlendes Interesse anderer Kollegen / zu wenig Mut für Veränderungen / zu geringes Alter der Kinder (0 – 1,5 Jahre) / nicht darüber nachgedacht"*).

Gruppenstärke
42,0 % der Befragten gaben an, dass mehr als 15 Kinder an einem Gesprächs-kreis beteiligt sind, bei 7,2 % beträgt die Gruppengröße zwei bis sechs Kinder. 63,8 % der Erzieherinnen führen die Gesprächskreise allein durch, 34,8 % zu zweit. Der Einsatz von drei Erzieherinnen ist eine Ausnahme (1,4 %). Die Erzieherinnen betreuen demnach im Durchschnitt sehr viele Kinder im Gesprächskreis und sie tun dies in Zweidrittel aller Fälle allein. Dies missfällt vielen Erzieherinnen so sehr, dass sie in den Bögen mit zusätzlichen Notizen die Notwendigkeit kleinerer Gruppen betonten.

Zusammensetzung
57,4 % der Befragten gaben an, dass immer die gleichen Kinder am Gesprächs-kreis teilnehmen; 42,6 % gaben dagegen eine häufig wechselnde Besetzung an. 71 % der Gesprächskreise werden nicht nach bestimmten Kriterien zusammen-gestellt; die restlichen 29 % vor allem nach dem Alter der Kinder (27,8 %), seltener nach dem Förderbedarf (15 %).

73,1 % der Befragten gaben an, dass alle Kinder der Kita am Gesprächskreis teilnehmen. 26,9 % der Befragten gaben folgende Auswahlkriterien an:

- Je nach Thema und Alter finden sich unterschiedliche Gruppen zusammen.
- Die Kinder entscheiden selbst, ob sie Lust auf den Gesprächskreis haben, da viele unterschiedliche Angebote nebenher stattfinden.
- Kinder mit mehrsprachigem Hintergrund haben aufgrund der fehlenden sprachlichen Fähigkeiten weniger Interesse am Gesprächskreis.

Dauer
In den meisten Fällen (63,2 %) dauert ein Gesprächskreis ca. 15 Minuten; nur selten bis zu einer Stunde (2,9 %).

Raum
65,2 % der Befragten gaben an, dass sie immer einen bestimmten Raum nutzen. In 30 Fällen ist dies der Gruppenraum, die restlichen Angaben waren sehr unterschiedlich: Stammgruppenraum, Snoozel- oder Entspannungsraum, Spielezimmer, Multifunktions- oder Mehrzweckraum, Bewegungs- oder Tanzraum, Garten und anderes.

Häufigkeit
57,4 % der Befragten führen täglich Gesprächskreise durch, knapp 40,0 % ein- bis dreimal in der Woche. Am häufigsten finden Gesprächskreise als täglicher Morgenkreis statt (32% der Befragten). In wenigen Kitas finden dreimal in der Woche inhaltlich gesteuerte Gesprächskreise oder zweimal im Monat Kinderkonferenzen und Besprechungen statt. Die Gesprächskreise werden häufig am Vormittag (56,5 %), sehr selten am Nachmittag (2,9 %) durchgeführt.

Rituale
79,7 % der befragten Erzieherinnen verwenden in ihren Gesprächskreisen bestimmte Rituale:

- 16 Erzieherinnen nutzen einen Gesprächsgegenstand, den dasjenige Kind in der Hand hält, welches gerade spricht. Es handelt sich dabei um einen Erzählstein, einen Sprech- oder Redeball, einen Plappersack, einen Redestab, einen Erzählwürfel oder eine „Redeschildkröte".
- 18 Erzieherinnen singen zu jedem Gesprächskreis ein Begrüßungslied mit den Kindern.

Generell werden regelmäßig Lieder gesungen, Reime gesprochen und Fingerspiele mit den Kindern gespielt. Viele Gesprächskreise beginnen mit dem Anzünden einer Kerze. Andere Erzieherinnen signalisieren den Beginn eines Gesprächskreises mit Hilfe eines Gongs.

Regeln
Ausnahmslos alle Befragten setzen Gesprächsregeln ein. Am häufigsten (95,7%) wurde die Regel des Aussprechenlassens genannt; am seltensten die Regel einer bestimmten Sprecher-Reihenfolge (11,6%). Als Zusatz wurde oft die Regel des Zuhörens angegeben.

Allgemeine Bewertung
Der Gesprächskreis wurde von den meisten Befragten positiv bewertet. 52,9 % haben „gute Erfahrungen" mit dem Gesprächskreis gemacht, 44,1 % „sehr gute" und 2,9 % „weniger gute". Niemand hat schlechte oder sehr schlechte Erfahrungen gemacht und es gab keine Enthaltungen.

Ziele und Sprachbildungspotenzial
In der offenen Frage nach den Zielen kam klar zum Vorschein, dass es den Befragten besonders wichtig ist, die Sprachentwicklung der Kinder vielfältig zu begleiten, und zwar durch folgende Ideen und Prinzipien:

* Verbindung von Bewegung und Sprache
* Einführung von Kommunikationsregeln
* stete Wortschatzerweiterung
* steter Austausch der Kinder über Erlebnisse.

Zudem solle das Selbstbewusstsein der Kinder im Gesprächskreis gestärkt werden. Ziel sei, dass jedes Kind ohne Angst oder Hemmungen vor der Gruppe sprechen kann. Dazu zeigten sich die Erzieherinnen bestrebt, ein positives Gruppengefühl zu schaffen, indem sie vermitteln, dass jede Meinung wichtig ist, jeder auch seine Gefühle und Ängste erzählen darf und alle Kinder respektiert werden. Somit werde auch die soziale Kompetenz der Kinder gefördert. Als weiteres Ziel wurde die Erfassung des Entwicklungsstands eines jeden Kindes genannt. Zudem wollen die Erzieherinnen nach eigenen Angaben Neugier wecken, die Kinder zum Reden animieren und Sprache für alle Kinder in verschiedenen Formen präsentieren. Konflikte sollen gemeinsam gelöst werden und es soll eine gemeinsame Tagesplanung stattfinden.

Hinsichtlich des Sprachbildungspotenzials von Gesprächskreisen machten die Fachkräfte folgende Angaben:

* Spaß am Sprechen wird vermittelt.
* Lieder und Reime werden gelernt.
* Der Wortschatz erweitert sich.

- Satzbildung, Grammatik, Artikulation und das Sprechen in angemessener Lautstärke werden erlernt.
- Die Kommunikationsregeln können gut eingeführt werden.
- Die Sozialkompetenz wird gefördert.
- Das Selbstbewusstsein beim Sprechen in und vor der Gruppe wird gefördert.
- Das aktive Anwenden des zusammenhängenden Sprechens wird geübt.

Als Ergänzungsoption konnten die Befragten ihre Antworten begründen und erläutern. Mehrfach gaben sie an, dass die Erfahrungen der Kinder in einem Gesprächskreis sehr vielfältig sein können, da sich der Wortschatz erweitert und die Hörfertigkeit geschult werden sowie gemeinsame Absprachen alle Kinder erreichen können. Außerdem hoben die Befragten hervor, dass Partizipation wichtig sei. Die Kinder würden eine gewisse Verantwortung übernehmen und sich trauen, ihre Probleme, Ideen und Vorschläge einer Gruppe mitzuteilen; vgl. folgendes Zitat aus einem Fragebogen:

„Wenn die Kinder nicht nur Statisten des eigenen Geschehens sind, sind diese ausgeglichen und selbstbewusst, da sie sich ernstgenommen fühlen und Beachtung erfahren."

Allerdings wiesen die Erzieherinnen auch mehrfach darauf hin, dass die Gruppen kleiner sein müssten, da die Aufmerksamkeitsspanne der Kinder noch nicht so groß sei und viele Kinder gegen Ende des Gesprächskreises nicht mehr in der Lage seien, zuzuhören. Mehrfach wurde das gemeinsame Vergnügen von Erzieherinnen und Kindern am Gesprächskreis betont. Diese und weitere ähnliche Antworten deuten auf eine hohe Motivation der Befragten hin, Gesprächskreise durchzuführen und deren Wirkung auf die Kinder zu reflektieren.

Beliebtheit und allgemeine Wirkung
Abgesehen von zwei Enthaltungen haben alle Befragten den Eindruck, dass sich die Kinder gerne an den Gesprächskreisen beteiligen würden.

Alle Befragten gaben an, dass Kinder von den Gesprächskreisen profitieren (78,8 % mit „Ja" und 21,2 % mit „eher Ja"); vor allem hinsichtlich des Selbstbewusstseins, des Selbstwertgefühls und der Ich-Kompetenz. Diese Stärkung erfahre ein Kind durch die von ihm geforderte Selbständigkeit und die Wertschätzung anderer, indem es sagen darf, was es meint und dafür akzeptiert wird. Aber das Kind übe auch, eine eigene Meinung oder Idee zu formulieren und könne somit davon profitieren. Die Fachkräfte stellten fest, dass Regeln im Gesprächskreis besser eingehalten werden, wenn sie von und mit den Kindern aufgestellt werden. Zudem würden der aktive Sprachschatz angeregt, der Wortschatz erweitert und die Sprach- und Erzählkompetenzen gefördert.

Vorgaben und Anregungen

73,9 % der Erzieherinnen gaben an, dass sie Anregungen bekommen: 30 Befragte erhalten Anregungen durch die Kinder selbst, 20 tauschen sich im Team aus, neun besuchen Weiterbildungen oder holen sich Informationen aus Fachzeitschriften und -büchern und sieben bekommen Anregungen durch die Eltern. Am häufigsten bekommen die Befragten Anregungen in Form von Materialien (62,5 %). Niemand gab an, von der Leitung der jeweiligen Einrichtung Vorgaben zu erhalten.

Fachinteresse

83,8 % der Befragten wollen mehr über Gesprächskreise erfahren, 16,2 % verzichten gern darauf. Einige Erzieherinnen gaben bei der Übergabe der Bögen an, dass sie das Thema sehr spannend finden und über die Ergebnisse der Arbeit gerne in Kenntnis gesetzt werden möchten.

Funktion der Erzieherinnen im Gesprächskreis

Bei der Einschätzung der Wichtigkeit einzelner Aufgaben und Funktionen fällt auf, dass in acht von zehn Variablen die Mehrzahl der Befragten mit der Antwortmöglichkeit „extrem wichtig" geantwortet hat. Am häufigsten wurde die Aufgabe „Themen der Kinder aufgreifen" als „extrem wichtig" empfunden. Eine hohe Wichtigkeit wurde auch den Aufgaben „zurückhaltende Kinder zum Gespräch motivieren", „Vertrauensperson sein" und „Erzählvorbild sein" zugesprochen. Die Aufgabe „Gesprächsregeln protokollieren" wurde als eher unwichtig angesehen, wobei auch hier anzumerken ist, dass sich der Mittelwert immer noch bei fast sechs bewegt, also auf der Skala von eins (gar nicht wichtig) bis zehn (extrem wichtig) immer noch im „wichtigen" Bereich liegt. Einige Erzieherinnen nannten zusätzlich wichtige Aufgaben, die im Fragebogen nicht aufgeführt sind: Störungen wie Handgreiflichkeiten zwischen den Kindern unterbinden, Gefühle besprechen, Impulse geben und anregen, Sprache durch Reime und Spiele vermitteln, sensibel auf verschiedene Charaktere reagieren, nicht werten, für eine ungestörte Atmosphäre sorgen, ein offenes Ohr haben. Generell lässt sich sagen, dass ein Großteil der Befragten den Aufgaben und der Verantwortung einer Erzieherin im Gesprächskreis eine relativ hohe Wichtigkeit beimisst. Dies lässt darauf schließen, dass den Erzieherinnen die eigene Rolle sowohl bewusst als auch wichtig ist.

Selbsteinschätzung

Die Erzieherinnen waren ebenso aufgefordert, sich selbst in ihrer Rolle als Gesprächsleiterin einzuschätzen. Insgesamt konnten zehn Antwortmöglichkeiten angekreuzt werden, wobei hier die leitende Fragestellung folgende war: „Welche Aussagen treffen für Sie zu?" Mehrfachantworten waren möglich. Im Folgenden werden die Häufigkeiten der Antworten in ihrer Hierarchie angegeben:

1. Ich frage aktiv nach (62 Nennungen).
2. Die Themen der Kinder fordern mich heraus (49).
3. Viele Aussagen der Kinder bewegen mich (45).
4. Ich bin darauf bedacht, dass sich jedes Kind beteiligt (45).
5. Ich versuche Ordnung in das Gespräch zu bringen (27).
6. Wenn es mir zu bunt wird, greife ich ein (26).
7. Ich beobachte mehr, als dass ich das Gespräch leite (23).
8. Ich komme selbst zur Ruhe (22).
9. Ich empfinde es manchmal als anstrengende Aufgabe (18).
10. Ich lasse den Kindern völlig freie Hand (3).

Abschließend konnten die Befragten ergänzende Angaben machen. Die Erzieherinnen haben hier wiederum kritisiert, dass die Gruppen in den Gesprächskreisen oftmals viel zu groß sind und dass im Kita-Alltag kaum genügend Zeit für den Gesprächskreis bleibt; vgl. folgendes Zitat aus einem Fragebogen:

„Dieser Fragebogen ist eine gute Anregung, unseren Gesprächskreis noch mal zu überdenken und ihn noch wichtiger zu machen; Kinder wollen hören und gehört werden. Zu anderen Zeiten als in einem Gesprächskreis ist das für alle Kinder kaum machbar; Kinder ‚schnattern' ausgesprochen gerne, das sollte / darf / muss man nutzen."

2.3 Fazit

Aus den Ergebnissen der Erhebung lässt sich Folgendes zusammenfassen und für die Kindertagesstätten in Halle repräsentativ formulieren:

1. Gesprächskreise finden in allen befragten Einrichtungen statt.
2. Die Gruppenstärke ist in den meisten Fällen sehr hoch: Bei fast der Hälfte der Befragten nehmen mehr als 15 Kinder an einem Gesprächskreis teil.
3. Die Erzieherinnen wünschen sich kleinere Gruppen und mehr Personal für die Durchführung von Gesprächskreisen.
4. Meistens werden die Kinder nicht nach bestimmten Kriterien (Alter, Sprachförderbedarf, Interessen) aufgeteilt.
5. In der Regel dauert ein Gesprächskreis 15 Minuten.
6. Der tägliche Morgenkreis ist der am häufigsten durchgeführte Gesprächskreis.

7. Rituale wie der Einsatz von Gesprächsgegenständen, das Singen von Liedern, das Anzünden einer Kerze sind ein immanenter Bestandteil des Gesprächskreises.

8. Ausnahmslos alle Befragten setzen Gesprächsregeln wie das Ausreden lassen u.a. ein. Diese Regeln werden von den Kindern mitgestaltet.

9. Der Gesprächskreis wird von den meisten Befragten positiv bewertet und ist bei den Kindern beliebt.

10. Das Sprachbildungspotenzial des Gesprächskreises wird als hoch eingeschätzt. Vielfach gaben die Befragten die folgenden Potenziale an: Die Kinder lernen, sich mitzuteilen, entdecken die Freude am gemeinsamen Erzählen, sprachliche wie soziale Kompetenzen werden in Gesprächskreisen gestärkt, das Selbstbewusstsein erhöht.

11. Anregungen für Gesprächsthemen bekommen die Erzieherinnen vor allem von den Kindern, dem Team, in Weiterbildungen, aus Fachzeitschriften und von Eltern.

12. Das Interesse an Fachinformationen zum Gesprächskreis ist sehr hoch.

13. Die eigene Verantwortung für das Gelingen wird als sehr hoch eingeschätzt. Wichtige Leitgedanken und Ziele sind dabei: Themen der Kinder aufgreifen, zurückhaltende Kinder zum Gespräch motivieren, Vertrauensperson und Erzählvorbild sein, ein offenes Ohr haben, eine vertrauensvolle Atmosphäre für das persönliche Sich-mitteilen der Kinder schaffen, Konflikte gemeinsam lösen.

3 Gesprächskreise in halleschen Kindertagesstätten – eine Videodokumentation

Mit der videogestützten Untersuchung von Hannah Kreft (2012) ist es möglich, die Ergebnisse der Fragenbogenerhebung mit realen Gesprächskreis-Situationen im Kindergarten exemplarisch zu vergleichen:

- Wie sieht die Realität von Gesprächskreisen in den untersuchten Kitas aus?
- Korrespondieren die Angaben der Erzieherinnen aus der Fragebogenerhebung mit den Eigenschaften der analysierten Gesprächskreise?
- Belegen die empirischen Analysen das Sprachbildungspotenzial, das die Befragten dem Gesprächskreis beimessen?

3.1 Korpus

In fünf Kindertagesstätten im Raum Halle (Saale) wurden Videoaufnahmen von insgesamt sieben Gesprächskreisen gemacht (Gesamtdauer 3:46 h). Die Aufnahmen stammen vom Juni / Juli 2012. Ausgewählt wurden Kindertagesstätten, in denen Gesprächskreise regelmäßig stattfinden. Die Gesprächskreise wurden im natürlichen Rahmen aufgezeichnet; d.h. sie fanden nicht zum Zweck der Aufnahmesituation statt, sondern waren in den Alltag integriert.

Anhand der Aufnahmen wurden für alle Gesprächskreise Ablaufprotokolle und inhaltliche Zusammenfassungen erstellt. Eine ausführliche und detaillierte sequentielle Gesprächsanalyse steht noch aus. Mit dem Analyseprogramm ELAN wurden aber für alle Aufnahmen die Redeanteile der Erzieherinnen und Kinder markiert, ihre Dauer wurde ausgemessen und mittels Diagrammen dargestellt.

3.2 Ergebnisse und Vergleich mit den Angaben der Fragebogenerhebung

Im Folgenden werden die Ergebnisse der analysierten Gesprächskreise vergleichend vor allem zu den Kriterien betrachtet, die bereits in der dargelegten Befragung von Koch (2012) erörtert wurden.

Gruppenstärke
Die Zahl der teilnehmenden Kinder lag im Durchschnitt bei etwa acht Kindern. Der kleinste Gesprächskreis bestand aus fünf Kindern, der größte aus 13 Kindern. Vergleicht man diesen Durchschnittswert mit dem Ergebnis der Fragebogenerhebung (durchschnittlich 15 Kinder), so waren die Gruppen der sieben analysierten Gesprächskreise bedeutend kleiner.

Betreuungsschlüssel
In vier von sieben Gesprächskreisen nahmen neben den Kindern zwei Erzieherinnen teil. Eine der beiden Erzieherinnen beteiligte sich jedoch in allen vier Gesprächskreisen nicht am Gespräch – entweder filmte sie die Gesprächssituation oder protokollierte das Gesagte. Die übrigen drei Kreise wurden von einer Erzieherin geleitet. Aus der Fragebogenerhebung geht hervor, dass die Erzieherinnen Gesprächskreise in der Regel allein durchführen, sich jedoch wünschen, dass eine zweite Fachkraft dabei ist.

Bezeichnungen und Formen
Drei Gesprächskreise wurden als Morgenkreise, einer als Kinderkonferenz und zwei als Kinderversammlungen bezeichnet; ein Gesprächskreis wurde nicht

näher betitelt. Aus den Gesprächsthemen geht hervor, dass zwischen Kinder-konferenz und Kinderversammlung kein Unterschied besteht – in beiden Formen wurden Aktivitäten des Kindergartens geplant. Diese Ergebnisse decken sich mit den Angaben aus der Erhebung, dass der tägliche Morgenkreis der am häufigsten durchgeführte Gesprächskreis ist, jedoch auch Kinderkonferenzen regelmäßig stattfinden.

Dauer
Die Gesprächskreise dauerten zwischen 21 und 49 Minuten (durchschnittliche Dauer 30 Minuten). Sie waren also deutlich länger als nach der Erhebung vermutet (dort durchschnittliche Dauer mit 15 Minuten angegeben). Dies kann natürlich durch die Beobachtungssituation der Untersucherin beeinflusst sein.

Häufigkeit
In den beobachteten Kitas fanden zwei Morgenkreise wöchentlich statt, eine Kinderversammlung monatlich, zwei Gesprächskreise täglich. In einer Kita wurden Gesprächskreise je nach Bedarf wöchentlich oder öfter durchgeführt. In der Befragung hatten die Erzieherinnen dagegen angegeben, häufiger Gesprächskreise durchzuführen.

Raum
Vier Gesprächskreise fanden im eigenen Gruppenraum statt; die beiden anderen (darunter ein Gesprächskreis in einer Kita mit offenem Konzept) jeweils in einem ruhigeren Nebenraum. Auch die knappe Hälfte der befragten Erzieherinnen hat angegeben, den Gesprächskreis im Gruppenraum durch-zuführen.

Setting
Folgende Settings waren in der Analyse zu beobachten (und auch in der Befra-gung häufig benannt worden):

- Alle Kinder sitzen mit der Erzieherin auf dem Boden (3 Nennungen).
- Die Kinder sitzen im Kreis auf dem Boden und die Erzieherin sitzt auf dem Stuhl (1).
- Alle Kinder sitzen mit der Erzieherin auf Hockern (1).
- Zu Beginn nehmen alle Kinder auf Schaumstoffquadraten in Form eines Puzzle-Teiles Platz (1).
- Die Erzieherin sitzt mit den Kindern auf dem Boden auf Matten (1).

Regeln

In den analysierten Gesprächskreisen fanden sich wiederkehrende Regeln, vor allem zum Rederecht:

- Es wurden Gegenstände zur Rederechtvergabe verwendet (Rabenfigur, Zauberkugel, Redeballkiste).
- Die Redereihenfolge wurde in der Regel durch die Erzieherin festgelegt.
- In zwei Gesprächskreisen wurde die Dauer durch einen Wecker festgelegt.

Eine Strukturierung der Redevergabe wurde also durch die Erzieherinnen auch bei der Verwendung von „Rederecht anzeigenden Gegenständen" vorgenommen. In der Analyse von zwei Gesprächskreisen fiel weiterhin auf, dass viele Kinder in den Aufnahmen explizit ihre Bereitschaft anzeigen, den Erzählstein zu erhalten:

- In einem Gesprächskreis passierte die Übergabe des Steins vorrangig durch die Erzieherin, ganz selten durch die Kinder selbst.
- Im anderen Gesprächskreis dagegen wurde die Wahl der Redner-Reihenfolge vorrangig durch die Kinder bestimmt, allerdings griff die Erzieherin immer wieder ein.

Das ist ein wichtiger Hinweis auf die zentrale Rolle der Erzieherin bei der Strukturierung der Gesprächskreise. In der Befragung ist deutlich geworden, dass die Erzieherinnen viel Wert darauf legen, dass kindliche Redeimpulse berücksichtigt werden und alle Kinder zu Wort kommen. Dies scheint aufgrund der Gruppengröße jedoch oftmals nicht möglich zu sein und wird durch ein regelmäßiges Reglementieren kindlicher Beiträge in den aufgezeichneten Gesprächen zurückgedrängt.

Funktion der pädagogischen Fachkräfte

In den Analysen wurde deutlich, dass in allen sieben Gesprächskreisen vorwiegend die Erzieherinnen das Thema vorgeben. Sie begannen den Gesprächskreis und legten in der Regel die Gesprächsreihenfolge der Reihe nach fest und riefen die Kinder jeweils auf. Aus der Befragung ging hervor, dass ein solches dominierendes Agieren wohl nicht geplant stattfindet. Denn wichtige Leitgedanken der Erzieherinnen aus der Befragung waren „Themen der Kinder aufgreifen" und „ein offenes Ohr" haben. Wie die Analyse der Gesprächskreis-Aufnahmen zeigt, sind diese Leitgedanken schwierig umzusetzen.

Inhalt

In den sieben analysierten Gesprächskreisen wurden folgende Themen behandelt: Wochenenderlebnisse (zweimal), Planung eines anstehenden Festes zum Thema Indianer, Planung des Projekts „Spielzeugfreie Zeit", Planung eines Geburtstages, Planung der Wochenaktivitäten, Überraschungskiste als Gesprächsimpuls. Diese Ergebnisse decken sich wieder mit den Angaben aus der Befragung. Es werden also vor allem Erlebnisse berichtet (Morgenkreise) und Vorhaben geplant (Kinderkonferenzen, Versammlungen).

Redeanteile

Die quantitative Analyse der Redeanteile von Kindern und Erzieherinnen in den sieben Gesprächskreisen zeigt vor allem zwei interessante Ergebnisse.

• *Redeanteil der Kinder*: Es konnte festgestellt werden, dass die durchschnittlich längste Äußerungsdauer pro Kind im kleinsten Gesprächskreis (fünf Kinder) zu messen war. Die Annahme also, dass die Länge der kindlichen Redebeiträge mit der jeweiligen Gesprächsgruppengröße stark korreliert, kann mit der beschriebenen Untersuchung bestätigt werden. Außerdem bekräftigt dieses Ergebnis die Kritik der befragten Erzieherinnen an der oftmals zu großen Gruppenstärke, die verhindert, dass die Kinder ausreichend zu Wort kommen.

• *Redeanteil der Erzieherinnen*: In allen sieben analysierten Gesprächskreisen war der Redeanteil der Erzieherinnen im Verhältnis zu den einzelnen Kindern sehr hoch. So betrug in einem Gesprächskreis mit 12 Kindern (Gesamtdauer 46,95 Minuten) der durchschnittliche Redeanteil pro Kind 1,64 Minuten, der der Erzieherin dagegen 27,29 Minuten. Durchschnittlich beanspruchten die Erzieherinnen 53 % der Redezeit; die restlichen 47 % teilten sich die jeweils fünf bis 13 Kinder – Relationen, wie sie auch Becker-Mrotzek für die Lehrer-Schüler-Interaktion beschreibt (2011, 33). Selbst für den kleinsten Gesprächskreis (fünf Kinder) gab es einen großen Unterschied in der Redezeit zwischen Kindern und Erzieherin – während die fünf Kinder eine durchschnittliche Redezeit von drei Minuten hatten, umfasste der Redeanteil der Erzieherin 9,47 Minuten.

Betrachtet man diese Zahlen vor dem Hintergrund dessen, dass die Fachkräfte in den Befragungen dem Gesprächskreis ein besonders hohes Sprachbildungs-Potenzial zugeschrieben haben (Kinder lernen sich mitzuteilen, entdecken die Freude am gemeinsamen Erzählen u.a.), so ist kritisch zu hinterfragen, ob diese Erwartungen angesichts der geringen Redeanteile der Kinder wirklich gerechtfertigt sind. Es ist zu vermuten, dass den Erzieherinnen der Befragung dieses deutliche Missverhältnis in der Redezeit nicht bewusst ist.

Zurückhaltende Kinder

In den Videoaufnahmen fallen immer wieder einzelne Kinder auf, die zwar sehr wohl Redebeiträge anderer Kinder kommentieren und Interesse am gemeinsamen Gespräch zeigen, bei einer direkten Aufforderung jedoch, selbst etwas zu erzählen, verstummen. Die Erzieherinnen sind den Befragungsergebnissen nach sehr motiviert, diese Kinder in den Gesprächskreis einzubeziehen. Die Videoanalysen legen nahe, dass den Erzieherinnen geeignete Strategien dafür jedoch fehlen.

4   Fazit

Der Vergleich von Videoanalysen und Befragung zeigt einige Gemeinsamkeiten zwischen der Reflexion der Erzieherinnen zum Gesprächskreis und dem Verlauf der sieben analysierten Gesprächskreise, vor allem hinsichtlich struktureller Kriterien wie Setting, Raum, Häufigkeit, Bezeichnungen, Inhalte oder Einsatz von Gesprächsregeln. Hinsichtlich anderer Kriterien divergieren die beiden Untersuchungen dagegen sehr stark bzw. scheinen sich zu widersprechen. Hierbei handelt es sich vor allem um die sprachbildenden Funktionen und Ziele des Gesprächskreises. Während aus der Befragung hervorging, dass den Erzieherinnen vor allem die Aktivitäten und die Teilhabe der Kinder wichtig ist (Themenwahl, zum Erzählen anregen, zurückhaltenden Kindern Raum geben, ein offenes Ohr haben, Erzählfreude wecken), zeigte sich in den analysierten Gesprächen, dass es vor allem die Erzieherinnen sind, welche Themen vorschreiben, das Rederecht vergeben und den Großteil der Redezeit einnehmen. Die bisherigen Analysen konnten zeigen, dass den Gesprächskreisen offensichtlich nicht ein so hohes Sprachförderpotenzial zugesprochen werden kann, wie es in der Fachliteratur und auch von den befragten Erzieherinnen formuliert wird. Es ist aber anzunehmen, dass Gesprächskreise andere wichtige Funktionen haben. Hierzu sind Detail-Analysen zum Gesprächsprozess geplant.

Die Frage ist, wie sich die Wünsche, Vorsätze und Leitgedanken der Erzieherinnen besser realisieren lassen. Vielleicht ist der theoretisch-fachliche wie auch der praktische Anspruch an den Gesprächskreis in Kindertageseinrichtungen zu hoch gesteckt? Zum Beispiel wurde im Korpus deutlich, dass ‚Nebengespräche' der Kinder regelmäßig ausgebremst werden. Offensichtlich ist den Erzieherinnen das von ihnen gesetzte Thema wichtiger als diese Nebengespräche. Allerdings könnten sie auch (in angemessener Lautstärke) als wichtige Kommunikationssituation unter den Kindern gesehen und zugelassen werden. Aus den Analysen geht hervor, dass starre Zielstellungen (z.B. ein Projekt bis zu seinem Ende in einer vorgegebenen Zeit mit den Kindern durchzuplanen) oftmals Druck verursachen. Teilziele ansetzen, Zeit für zusätzliche Themen einplanen, die Dauer des Gesprächskreises nicht von Beginn an reglementieren – dies könnten Möglichkeiten sein, eine offene Gesprächskultur zu entwickeln. Hier sollte bei der Erarbeitung von Schulungskonzepten angesetzt werden.

Doch auch Rahmenbedingungen gilt es zu hinterfragen. So spiegeln die Analysen auf markante Weise das wider, was die Erzieherinnen in der Befragung am häufigsten kritisieren: Die Gesprächskreise sind meistens zu groß. Auch die Analyse konnte zeigen, dass die jeweilige kindliche Aktivität mit der Gruppengröße stark korreliert. Zu einem ähnlichen Ergebnis kam auch Albers mit seinen Analysen in vier Kindertageseinrichtungen (2009, 242):

> „Die Qualität der kindlichen Äußerungen ist stark abhängig von der Situation: Sind viele Sprecher an der Interaktion beteiligt, entsteht eine starke Verschiebung des Einsatzes von Sprache auf die Verhaltenskontrolle. Sind wenige Sprecher beteiligt, ist die Atmosphäre von Offenheit und Akzeptanz geprägt und ermöglicht eine hohe sprachliche Qualität im authentischen Austausch zwischen Erwachsenem und Kind."

Wenn Erzieherinnen die Möglichkeit hätten, mit einer kleinen Gruppe von Kindern Gesprächskreise zu führen, so

- könnten sie mehr auf jedes einzelne Kind achten
- hätte jedes Kind mehr Zeit und Raum zum Erzählen
- wäre die Rede-Angst bei zurückhaltenden und schüchternen Kinder vermutlich nicht so groß
- würden wenige Nebengespräche nicht so störend sein oder sogar zu Hauptgesprächen führen können
- müssten Erzieherinnen weniger reglementieren.

Erzieherinnen brauchen also nicht nur Gesprächskompetenzen, Wissen und Reflexion, um Gesprächskreise zu einer sprachbildenden Situation werden zu lassen, sie benötigen auch ein flexibles Team und eine kooperative Leitung, um Rahmenbedingungen so zu organisieren, dass Gesprächskreise in kleinen Gruppen ritualisiert stattfinden können.

5   Literaturverzeichnis

Albers, Timm (2009): Sprache und Interaktion im Kindergarten. Eine quantitativ-qualitative Analyse der sprachlichen Kompetenzen von drei- bis sechsjährigen Kindern. Julius Klinkhardt Verlag Bad Heilbrunn.

Becker-Mrotzek, Michael (2011): Der Erzählkreis als Exempel für die Besonderheiten der Unterrichtskommunikation. In: Osnabrücker Beiträge zur Sprachtheorie 80. Universitätsverlag Rhein-Ruhr Duisburg, 31-45.

ELAN-Linguistic Annotator, Version 4.1.0. <http://tla.mpi.nl/tools/tla-tools/elan/> (15.2.2013)

Gödde, Kornelia (2007): Sprachförderung im Morgenkreis! In: Braun, Ulrich / Mienert, Malte / Müller, Stephanie / Vorholz, Heidi (Hg.): Frühkindliche Bildung im Team gestalten und umsetzen. Konzepte, Praxisbeispiele, Materialien. <http://www.u-braun.de/pdf/M_2_1_Sprachfoerderung.pdf> (20.10.2012)

Jaschke-Roehl, Ursula (2002): Der Morgenkreis in der offenen Arbeit. Alte Tradition in neuem Gewand. In: Kindergarten heute 2002/10, 32-34.

Knapp, Werner / Kucharz, Dietmut / Gasteiger-Klicpera, Barbara (2010): Sprache fördern im Kindergarten. Umsetzung wissenschaftlicher Erkenntnisse in die Praxis. Beltz Verlag Weinheim und Basel.

Koch, Elena (2012): Gesprächskreise in der Kita als Sprachförderanlass – Eine Fragebogenerhebung. Bachelorarbeit Halle (Saale). (Mskr.).

Kreft, Hannah (2012): Gesprächskreise in der Kita als Sprachförderanlass – eine Analyse. Masterarbeit Halle (Saale). (Mskr.).

Schulze, Franziska (2009): Ko-Konstruktion im Kontext frühkindlicher Bildungsprozesse. Exemplarische Analysen am Beispiel von Kreisgesprächen im Kindergarten. Dipl.-arbeit Halle (Saale). (Mskr.).

Siegmüller, Julia / Fröhling, Astrid (2010): Das PräSES®-Konzept. Potenzial der Sprachförderung im Kita-Alltag. Verlag Elsevier, Urban & Fischer München.

Zühlke, Eckhard (o.J.): Kinderkonferenzen: „Kinder hören mehr auf andere Kinder als auf Erwachsene". In: Textor, Martin (Hg.): Kindergartenpädagogik. Online-Handbuch. <http://www.kindergartenpaedagogik.de/215.htm> (01.04.2012)

Qualifikation von Erzieherinnen und Erziehern für die Arbeit mit zwei- und mehrsprachig aufwachsenden Kindern und deren Familien

Sophie Koch, Berlin

1 Einleitung

Die Dissertation, in deren Kontext die hier vorgestellten Untersuchungen stattfanden, beschäftigt sich mit der interkulturell-kommunikativen Kompetenz von Erzieherinnen für die Arbeit mit Kindern mit Migrationshintergrund sowie deren Familien innerhalb einer Kindertagesstätte. Sie stellt die Lebenssituation von Migrantinnen und Migranten in Deutschland und Berlin vor und betrachtet das deutsche Bildungssystem unter dem Aspekt der Zwei- und Mehrsprachigkeit. Zudem werden die Geschichte des Berufes, die pädagogischen Aufgaben sowie die Inhalte der Ausbildung von Erzieherinnen im Hinblick auf Themen wie zum Beispiel Sprache, Sprachentwicklung, Sprachförderung und Zwei-/Mehrsprachigkeit thematisiert und analysiert. Die empirische Untersuchung der Dissertation hat vorwiegend das Ziel, mithilfe einer Fragebogenerhebung herauszufinden, was die befragten Erzieherinnen über diese Themen wissen und wie groß ihr Bedarf an Wissen in diesen Bereichen sowie das Interesse an Weiterbildungen dazu ist. Gleichzeitig sollen die aktuellen Inhalte der Erzieherinnen-Ausbildungen in den Bereichen Sprachförderung und Mehrsprachigkeit deutschlandweit exemplarisch für einige Fachschulen, Kollege und Berufsschulen ermittelt werden.

2 Ausgangssituation

Bereits in der der Dissertation vorausgehenden Diplomarbeit zum sukzessiven Zweitspracherwerb von Kindern mit Migrationshintergrund (vgl. Koch 2007) wurde auf die Bedeutung der Kita als Ort der Spracherwerbsförderung und damit der Bedeutung der Erzieherinnen als sprachentwicklungsunterstützende Personen eingegangen. Während meiner praktischen Arbeit in Berliner Kindergärten als Klinische Sprechwissenschaftlerin und in zahlreichen Gesprächen mit Erzieherinnen zu ihrer sprachfördernden Arbeit sowie dem Umgang mit zwei-/mehrsprachig aufwachsenden Kindern entwickelte sich zunehmend die Frage, welche inhaltlichen, fachlichen, pädagogischen und methodischen Kompetenzen Erzieherinnen besitzen müssen, um eine kompetente, individualisierte und effektive Sprachförderung mit zwei-/mehrsprachig aufwachsenden Kindern durchführen zu können. Diese Fragestellung war die Ausgangsbasis für das Thema der hier vorgestellten Dissertation. Dabei musste im Vorfeld festgelegt werden, welche Wissensgrundlagen bei den Erzieherinnen für eine Arbeit mit zwei-/mehrsprachig aufwachsenden Kindern vorhanden sein müssten. Es wurden folgende Schwerpunkte grob isoliert:

- Was wissen die Erzieherinnen über den (kulturellen) Hintergrund der Kinder ihrer eigenen Gruppe und wie groß ist ihr Interesse, darüber mehr zu erfahren?
- Was wissen die Fachkräfte über Fähigkeiten und Methoden bei der Beurteilung des Sprachentwicklungsstandes von einsprachigen sowie zwei-/mehrsprachig aufwachsenden Kindern und wie groß ist ihr Interesse daran mehr darüber zu erfahren?
- Was wissen die Erzieherinnen über die Rahmenbedingungen des kindlichen Zweitspracherwerbs?
- Wie wird Sprachförderung von den einzelnen Fachkräften durchgeführt? (Findet sie statt? Wenn ja, wie oft? Mit wem? Nach welchen Kriterien? In welchem Rahmen und Umfang? Unterschied dabei zwischen einsprachigen und mehrsprachig aufwachsenden Kindern? Mit welchen Materialien und Methoden?)
- Welche Inhalte haben die Erzieherinnen in ihren Aus- und Weiterbildungen in Bezug auf die Themen Sprachförderung, Zweitspracherwerb, Bildung- und Integrationspolitik oder Interkulturelle Kompetenz behandelt?
- Für wie wichtig werden diese Themen für die Erziehungsarbeit im Arbeitsalltag erachtet?
- Wie würden die Erzieherinnen ihr eigenes Wissen in diesen Bereichen einschätzen?
- Wir groß ist das Interesse an Weiterbildungen in diesen Bereichen?
- Wie nehmen Erzieherinnen Anforderungen der Berliner Politik an ihre Arbeit wahr? (realistisch? umsetzbar? praxisnah?)

Auf Basis dieser Schwerpunkte wurden für die empirische Untersuchung Fragen innerhalb eines Fragebogens formuliert.

Bereits bei der Entwicklung des Fragebogens für die Erzieherinnen kristallisierte sich zunehmend eine weitere Fragestellung heraus, die mit den Zielen der Erzieherinnen-Befragung eng verknüpft war, jedoch nach einer eigenen Untersuchung verlangte. Dieser Fragestellung stand die Überlegung voran, dass das zu untersuchende Knowhow von Erzieherinnen nicht von den aktuellen Inhalten der Ausbildung in Deutschland getrennt werden könne. Da viele der befragten Erzieherinnen ihre Ausbildung bereits vor deutlich mehr als 10 Jahren abgeschlossen haben, verlagert sich der Fokus bei diesen Fachkräften vor allem auf die Weiterbildungen. Wenige der Befragten wurden innerhalb der letzten 10 Jahre im Kontext des gesellschaftlichen Schwerpunktes „Mehrsprachigkeit in der Kita" ausgebildet. Vor diesem Hintergrund erschien es notwendig, eine zusätzliche Befragung im Rahmen der Dissertation durchzuführen, die die Inhalte der Erzieherinnen-Ausbildung in Deutschland mit Hinblick auf das Thema Mehrsprachigkeit beleuchtet.

3 Befragung der Erzieherinnen

Bei der durchgeführten Befragung handelt es sich um ein Verfahren, das sowohl deskriptive als auch explorative und hypothesenüberprüfende Merkmale trägt. Bisher liegen bis auf eine Studie zur Input-Qualität gemäß der guten Praxis in Kindergärten (vgl. Kersten 2010) so gut wie keine Studien zu interkulturell-kommunikativen Kompetenzen von Erzieherinnen im deutschen Raum vor. Insofern widmet sich die Untersuchung einer bisher eher unbekannten Größe. Zwar werden innerhalb der Arbeit Fragen formuliert und mithilfe der Ergebnisse beantwortet, der qualitative Charakter der Studie lässt jedoch keine endgültigen und validen Schlussfolgerungen aus den Ergebnissen zu.

Da sich die untersuchungsleitenden Fragestellungen konkret auf Einstellungen und Informationen von Erzieherinnen bezogen, erschien es notwendig, diese direkt zu befragen. Die Untersuchung fand aufgrund der hohen Relevanz des Themas Zwei- und Mehrsprachigkeit sowie aufgrund der räumlichen und zeitlichen Optionen für die Studie ausschließlich in Berliner Kitas statt. Sie wurde in Form eines standardisierten Fragebogens durchgeführt, der insgesamt 17 Seiten umfasste und in Anwesenheit der Untersuchungsleiterin innerhalb der Kitas meistens im Rahmen der wöchentlichen oder monatlichen Teamsitzung vom Personal ausgefüllt wurde. Die Auswahl der zu befragenden Einrichtungen geschah sowohl durch private und berufliche Kontakte als auch Empfehlungen innerhalb des Trägers sowie direkte Anfragen bei verschiedenen Kitas in den Berliner Bezirken mit einem hohen Anteil von Menschen mit Migrationshintergrund. Insgesamt nahmen sechs verschiedene Kitas in vier verschiedenen Berliner Bezirken an der Befragung teil.

Das primäre Ziel der Untersuchung besteht in der Beschreibung der Situation innerhalb der befragten Kitas hinsichtlich der Themen Sprachförderung und kindliche Zweisprachigkeit. Darüber hinaus sollten die Erzieherinnen angeben, für wie relevant sie die vorgegebenen Themen für ihre praktische Arbeit halten. Zusätzlich ist für die Befragung von Interesse, wie umfangreich die Befragten ihr eigenes Wissen zu den Themenbereichen einschätzen und wie groß ihr Interesse an Weiterbildungen dazu ist. Daraus abgeleitet sollen Empfehlungen für die Inhalte von Aus- und Weiterbildung von Erzieherinnen formuliert werden, die sich der kindlichen Zweisprachigkeit, dem Migrationshintergrund, der Schaffung interkultureller Kompetenzen, migrationspädagogischen oder bildungspolitischen Themen und individualisierter Sprachförderung widmen.

3.1   Teilnehmerinnen und Teilnehmer

Insgesamt nahmen 57 Erzieherinnen und ein Erzieher aus sechs Berliner Kitas an der Untersuchung teil. In den befragten Einrichtungen wurden zu diesem Zeitpunkt zwischen 80 und 180 Kindern betreut. Der Anteil zwei-/mehrsprachiger Kinder variierte zwischen 12 und 92 Prozent. Die Einrichtungen beschäftigten, entsprechend der Gesamtanzahl der zu betreuenden Kinder, zwischen 9 und 23 Erzieherinnen. Die Häuser liegen in den vier Berliner Bezirken Friedrichshain, Hohenschönhausen, Kreuzberg und Mitte. Vier von ihnen sind Integrationskitas.

Die Erzieherinnen (im Folgenden wird – der Gepflogenheit des vorliegenden Bandes gemäß – die weibliche Form verwendet) waren zum Zeitpunkt der Befragung zwischen 22 und 56 Jahre alt (Durchschnittsalter: 40,19 Jahre). Die Berufserfahrung variierte zwischen 0,5 und 36 Berufsjahren, das ergibt einen Durchschnitt von 20,19 Jahren Berufserfahrung für alle Befragten. 77 Prozent der Teilnehmerinnen stammen aus Ost-Berlin (63 %) oder den neuen Bundesländern (14 %). Fast 73 Prozent dieser Erzieherinnen (das sind insges. 55,2 % aller Befragten) haben ihre Ausbildung zu Vorwendezeiten in der DDR abgeschlossen. 34 Prozent von ihnen arbeiten im Westteil von Berlin. Nur 17 Prozent der Befragten stammen aus West-Berlin (12 %) oder den alten Bundesländern (5 %). 23 Prozent von ihnen arbeiten in einer Kita im Ostteil der Stadt. Die meisten Teilnehmerinnen (57 %) haben ihren höchsten Schulabschluss an einer Polytechnischen Oberschule (POS) in der DDR absolviert. Etwas mehr als ein Viertel aller Befragten besitzt einen Realschulabschluss, 13 Prozent haben Abitur oder Fachabitur. 63 Prozent der Befragten geben ‚Erzieher/-in‘ als ihren Ausbildungsberuf an. Neun Prozent der Befragten gaben einen weiteren Ausbil-

dungsberuf wie Krankenschwester/-pfleger, Heimerzieher/-in oder Kinder-
pfleger/-in an.

Vor dem Hintergrund, dass sich diese Untersuchung damit beschäftigt, wie in
den befragten Berliner Kitas mit zwei-/mehrsprachig aufwachsenden Kindern
sprachlich umgegangen wird, war es ebenso interessant zu erfahren, wie viele
der befragten Erzieherinnen selbst einen Migrationshintergrund besitzen und
welche Erfahrung sie in ihrem eigenen Verwandten- und Freundeskreis bereits
mit Migration gemacht haben bzw. machen. Dabei gaben 10 Prozent der
Befragten einen eigenen Migrationshintergrund an. Die angegebenen Herkunfts-
sprachen dieser Erzieherinnen waren Albanisch, Arabisch, Griechisch, Italie-
nisch, Kroatisch, Polnisch und Türkisch in etwa gleich auftretender Häufigkeit.
Rund 15 Prozent der Befragten gaben an, mit Menschen mit Migrationshintergrund verwandt zu sein, fast 45 Prozent haben Feunde oder Freundinnen
mit Migrationshintergrund. Diese Zahlen zeigen, dass Zwei-sprachigkeit und
Migration durchaus zum persönlichen Alltag von Berliner Erzieherinnen
gehören. Auffällig ist hierbei jedoch auch, dass die Mehrzahl der Teilnehmerinnen im persönlichen Umfeld überhaupt keinen Kontakt zu Menschen aus
anderen Kulturen hat (und dies in einer Stadt wie Berlin, in der jeder vierte Ein-
wohner einen Migrationshintergrund vorweisen kann).

3.2   Ergebnisse der Befragung

Der vorliegenden Erhebung liegen 11 untersuchungsleitende Fragestellungen
zugrunde. Die Ergebnisse der Befragung werden hinsichtlich der Fragestellungen gegliedert und in der Konsequenz für die Verifizierung bzw. Falsifizierung
der Hypothesen herangezogen. In diesem Artikel werden fünf der zugrunde liegenden Fragestellungen sowie deren Antworten hinsichtlich der Ergebnisse vorgestellt:

*1. Unterscheiden die Erzieherinnen bei der Beurteilung der Sprachentwicklung
zwischen einsprachigen und zwei- bzw. mehrsprachig aufwachsenden Kindern und wenn ja, auf welche Weise?*

Die Erzieherinnen wurden gefragt, woran sie erkennen, dass ein einsprachiges
Kind sprachlich auffällig ist und dass ein zwei-/mehrsprachig aufwachsendes
Kind sprachlich auffällig ist. Die Antworten sollten zeigen, ob der Sprachbeur-
teilung seitens der Erzieherinnen spezifisches Wissen zu Spracherwerbskriterien
von Erst- und Zweitspracherwerb zugrunde liegt und ob eindeutig zwischen der

Einschätzung des Sprachbesitzes ein- und zweisprachig aufwachsender Kinder unterschieden wird.

Insgesamt wird sehr deutlich, dass die Angaben der befragten Erzieherinnen zu gestörter Sprachentwicklung – unabhängig von Ein- oder Zweisprachigkeit – meist sehr lückenhaft und vor allem unspezifisch sind. Als häufigstes Merkmal auffälliger Sprachentwicklung bei *einsprachig aufwachsenden* Kindern wird eine fehlerhafte bzw. undeutliche Aussprache genannt (62 %). Es folgen Merkmale wie eingeschränkter Wortschatz (26 %), fehlerhafte Grammatik (24 %), Auffälligkeiten im Kommunikationsverhalten (24 %), Stottern (16 %) sowie ein fehlendes oder eingeschränktes Sprachverständnis (12 %). Nur rund 16 Prozent der befragten Erzieherinnen verweisen in ihren Antworten auf die Abhängigkeit der Beurteilung kindlicher Sprachentwicklung vom Alter sowie vom Grad der sprachlichen Auffälligkeit.

Auch bei den Sprachauffälligkeiten *zwei-/mehrsprachig aufwachsender* Kinder wird eine fehlerhafte oder undeutliche Aussprache am häufigsten genannt (28 %), gefolgt von eingeschränktem Sprachverständnis (22 %), Auffälligkeiten im Kommunikationsverhalten (19 %) und Wortschatzdefiziten (16 %). Bezug nehmend auf die Erstsprache der Kinder werden die Merkmale Sprachmischungen, Unsicherheiten in der Erstsprache (aus Elterngesprächen erfragt), ausschließliche Verwendung der Erstsprache, keine Verwendung des Deutschen sowie Symptome der doppelten Halbsprachigkeit angeführt. 33 Prozent aller Erzieherinnen beziehen so den Faktor Zweisprachigkeit – unabhängig ob auf die richtige Weise oder nicht – in ihre Beurteilung mit ein. Nur eine einzige der Befragten verweist – und das auch nur indirekt – auf die Relevanz des Zeitraums, in dem ein Kind seine Zweitsprache bereits erlernt („äußert sich nach langer Zeit immer noch nicht"). Das ist bedenklich angesichts der Tatsache, dass der Erwerbszeitraum einer der wichtigsten Faktoren bei der Beurteilung sprachlicher Fähigkeiten in der Zweitsprache Deutsch ist. Über ein Viertel der Erzieherinnen hat sich zu der Frage nach einer auffälligen Sprachentwicklung bei zwei-/mehrsprachig aufwachsenden Kinder überhaupt nicht geäußert. Dies könnte sowohl auf fehlende Kompetenzen als auch auf Unsicherheiten bei der Beantwortung dieser Frage schließen lassen

Fragt man die Erzieherinnen jedoch genauer nach den ihrer Meinung nach gravierenden sprachlichen Auffälligkeiten bei zwei-/mehrsprachig aufwachsenden Kindern, zeigt sich eine völlig andere Gewichtung der sprachlichen Bereiche (siehe Abb. 1). Auf die Frage nach allgemeinen sprachlichen Auffälligkeiten bei zweisprachig aufwachsenden Kindern werden vor allem Probleme bei der Aussprache, dem Kommunikationsverhalten und dem Sprachverständnis genannt. Erst dann folgen ein eingeschränkter Wortschatz und erst an sechster Stelle eine fehlerhafte Grammatik (s.o.). Ganz anders zeigt sich das Ergebnis bei der Frage nach ‚deutlichsten' sprachlichen Auffälligkeiten bei zwei- und mehrsprachig aufwachsenden Kindern. Hier erfolgt nahezu eine Umkehrung der Gewichtung. 59 Prozent aller Erzieherinnen nennen hier Auffälligkeiten in der Grammatik als markantestes Sprachmerkmal. Es folgen der Wortschatz (26 %), die Aussprache (22 %) und das Kommunikationsverhalten (17 %).

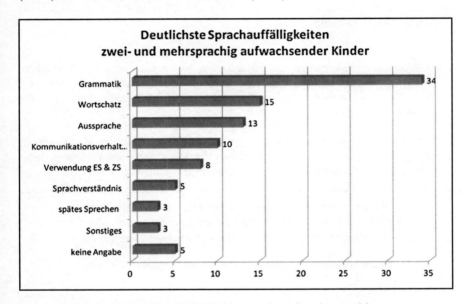

Abb. 1: Deutlichste Sprachauffälligkeiten zwei- und mehrsprachig aufwachsender Kinder

Die Antworten der Erzieherinnen zu dieser Fragestellung sind meist unspezifisch und allgemein gehalten (‚Aussprache', ‚Grammatik', ‚Wortschatz' usw.). Bei vielen der Erzieherinnen basiert die Beurteilung der Sprachentwicklung vor allem auf der Berufserfahrung und dem Vergleich mit gleichaltrigen Kindern in der Gruppe. Das mag für einsprachig aufwachsende Kinder funktionieren, die Sprachentwicklung zwei-/mehrsprachig aufwachsender Kinder kann jedoch auf dieser Basis nicht adäquat eingeschätzt werden. Einem Vergleich mit der Sprachentwicklung einsprachig aufwachsender Kinder hält sie einfach nicht stand. Das gilt auch dann, wenn vorwiegend oder sogar ausschließlich zwei-/mehrsprachig aufwachsende Kinder in der Gruppe sind. Denn nicht jeder Zweitspracherwerb verläuft nach denselben Prinzipien und unter den gleichen Rahmenbedingungen. Es ist jedoch ein gutes Zeichen, dass 33 Prozent aller befragten Erzieherinnen die Verwendung der Erst- und Zweitsprache bei der Beurteilung der Sprachentwicklung zwei-/mehrsprachig aufwachsender Kinder berücksichtigen. Die Antworten zeigen auch, dass überdurchschnittlich oft sprachliche Merkmale genannt werden, die kein Zeichen einer verzögerten Sprachentwicklung sind (z.B. Sprachmischungen). Für eine realistische Einschätzung der Sprachentwicklung im Rahmen von Zwei-/Mehrsprachigkeit sind das Wissen über den kindlichen Zweitspracherwerbsprozess und Methoden diesen einzuschätzen jedoch absolut notwendig.

2. *Führen die Erzieherinnen Sprachförderung durch und wenn ja, in welchem Rahmen, Umfang und mit welchen Materialien tun sie dies? Unterscheiden sie dabei im Vorgehen zwischen ein- und zwei-/mehrsprachig aufwachsenden Kindern?*

62 Prozent der Erzieherinnen geben an, Sprachförderung mit den Kindern ihrer Gruppe durchzuführen. Ein Fünftel dieser Erzieherinnen unterscheidet dabei zwischen der Förderung ein- und zwei-/mehrsprachig aufwachsender Kinder.

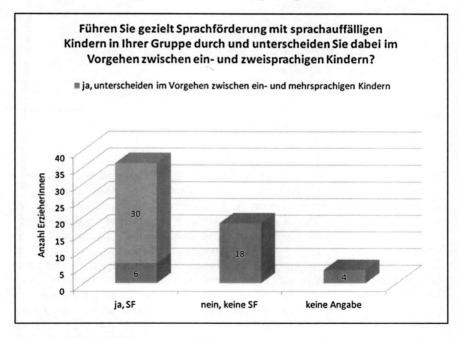

Abb. 2: Durchführung der Sprachförderung

Die Mehrzahl derjenigen Erzieherinnen, die Sprachförderung durchführen, gibt an, dies vor allem in der gesamten Gruppe zu tun. 23 Prozent geben an, individuell zu fördern. Bei diesen Antworten ist jedoch nicht eindeutig, ob der Begriff ‚individuell' auch *so* verstanden wurde, dass er sich auf die Förderung eines Kindes in einer Einzelsituation bezieht (siehe Abb. 3).

Bei Frequenz und Umfang der Sprachförderung unterscheidet sich die Anzahl der Förderungen in der Gruppe deutlich von der Anzahl der Einzelförderungen, für die meist keine Zeit zur Verfügung steht. Gruppenförderung erfolgt laut den befragten Erzieherinnen meist jeden Tag, teilweise mehrmals täglich etwa 10 bis 20 Minuten. Bei der Einzelförderung geben die Erzieherinnen zwar teilweise auch eine tägliche oder wöchentliche Förderung an, haben aber dafür meist nur ein Zeitlimit von maximal 10 Minuten.

Zu Spielen, Vorgehensweisen und Methoden, mit denen die Erzieherinnen ihre Sprachförderung durchführen, werden in erster Linie Lieder oder Singspiele (64 %), Reime und Gedichte (44 %) sowie Bilderbuchbetrachtungen oder das Betrachten von Bildkarten (44 %) genannt. Es folgen verschiedene Strategien zur Anregung des Freien Sprechens, wie zum Beispiel der Morgenkreis (36 %), das Vorlesen (28 %) sowie Kreis- und Fingerspiele oder Memory.

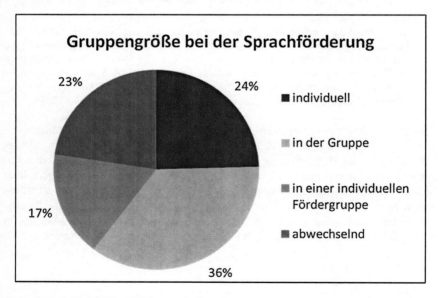

Abb. 3: Gruppengröße bei der Sprachförderung

Etwa 22 Prozent der Erzieherinnen verwenden konkret sprachförderndes Material, wie zum Beispiel den Sprachförderkoffer (Bundesministerium für Bildung, Jugend und Forschung 2003), die Kikus-Materialien des Hueber-Verlages (www.kikus-muenchen.de), Spiele wie ‚Papperlapapp' von HABA ‚Wer-Wie-Was' vom Trialogo-Verlag, oder die Pepino-Materialien zum Training der Lautbewusstheit und anderer sprachlicher Bereiche des Cornelsen-Verlages. Diese Methodenvielfalt zeigt, dass in Berlin bisher noch keine allgemein gültigen Vorgaben zu konkreten Vorgehensweisen und Materialien der Sprachförderung existieren. Und das, obwohl das Sprachfeststellungsverfahren Quasta (Qualifizierte Statuserhebung vierjähriger Kinder in Kitas und Kindertagespflege (Senatsverwaltung für Bildung, Wissenschaft und Forschung 2008) und der Schwellentest Deutsch Plus 4 (Wendt et al. 2008), im Jahr vor der Einschulung einen Förderbedarf feststellen, der dann von den Erzieherinnen bis zur Einschulung durch Sprachförderung im Kitaalltag ausgeglichen werden soll. Auf welche konkrete Weise dies geschehen soll, bleibt jedoch unklar und den Träger und Einrichtungen überlassen. Auf Nachfrage dazu bei der Senatsverwaltung für Bildung, Wissenschaft und Forschung im Oktober 2011 kam per Email die Antwort, dass das durchgeführte Sprachstandsfeststellungsverfahren

„kein weiteres Anliegen verfolgt als die Frage zu beantworten, ob ein Kind Sprachförderbedarf hat (und dann zur sprachlichen Förderung verpflichtet werden kann) oder nicht. […] Diese ambivalente Aussage macht deutlich, dass es quasi vergebene Liebesmüh' ist, nach einer Aussage zur konkreten sprachlichen Förderung zu suchen – die gibt es nämlich im Rahmen von Deutsch Plus 4 nicht, war auch nicht die Intention. Hierfür trägt die Kita die Verantwortung. Dort wird im Kitaalltag durch Beobachtung und der Anwendung des Sprachlerntagebuchs die konkrete Förderung abgeleitet." (aus der Email einer Mitarbeiterin der Senatsverwaltung für Bildung, Wissenschaft und Forschung vom 06.10.2011).

Wie genau diese Förderung aussehen soll, dazu finden sich in den Veröffentlichungen des Senats und auf Nachfrage bei der Senatsverwaltung keine Angaben. Allein in der Handreichung für Erzieherinnen zum Sprachlerntagebuch findet sich eine Literaturliste mit einem Potpourri aus verschiedenen Büchern über Sprachförderung, Sprachfördermaterialien, Spielen, CDs, Computerprogrammen und Kinderliteratur. Auf Anfrage existieren derzeit nach Aussage der Senatsverwaltung auch keine Pläne, den Erfolg des Berliner Bildungsprogrammes in Hinblick auf die Effektivität der Sprachförderung in den Kitas zu überprüfen

3. *Wie wichtig erachten Erzieherinnen Themen aus den Bereichen kindliche Zweisprachigkeit für ihre Arbeit?*

Den Erzieherinnen wurden 17 Themenbereiche vorgegeben, die den Bereichen Sprachförderung, Sprachentwicklung, Elternarbeit, kindliche Zweisprachigkeit sowie Migration und Integration zuzuordnen sind. Diese Themenbereiche waren folgende: Kindlicher Spracherwerb, Sprachstörungen im Kindesalter, Kindliche Zwei-/Mehrsprachigkeit, Migrationsbedingte Zweisprachigkeit, Migration in Deutschland, Allgemeine Sprachförderung, Sprachförderung bei Migrantenkindern, Allgemeine Elternarbeit, Interkulturelle Elternarbeit, Bildungspolitik in Deutschland, Bildungspolitik in Europa, Integrationspolitik in Deutschland, Integrationspolitik in Europa, Religionskunde, Kulturen der Welt, Migrantensprachen und Migrationspädagogik.

Die Erzieherinnen sollten auf einer Skala von 1 (unwichtig) bis 6 (sehr wichtig) angeben, für wie wichtig sie persönlich das jeweilige Thema als Grundlagenwissen für ihre alltägliche Arbeit in einer Kita einschätzen (siehe Abb. 4). Die Auswertung der Antworten ergab, dass die Erzieherinnen die Bereiche Allgemeine Sprachförderung (∅5,78) und Kindlicher Spracherwerb (∅5,74) für ihre Arbeit am wichtigsten erachten. An dritter Stelle kommt die Sprachförderung bei Migrantenkindern (bzw. zwei-/mehrsprachig aufwachsenden Kindern) (∅5,60). Die Zuschreibung dieser hohen Wichtigkeit findet sich dabei sowohl bei Befragten von Kitas mit einem sehr hohen Anteil als auch bei Erzieherinnen der Kitas mit einem eher geringen Anteil zwei-/mehrsprachig aufwachsender Kinder. Auch die Themen Kindliche Zwei-/Mehrsprachigkeit (∅5,13), Migrationsbedingte Zweisprachigkeit (∅5,08) und Interkulturelle Elternarbeit (∅4,80) finden sich bei der Wichtigkeit der vorgegebenen Themen unter den ersten neun Plätzen wieder. Politische Themen (∅4,50), Migrantensprachen (∅3,92) und Religionskunde (∅3,16) werden hingegen als weniger wichtig eingeschätzt und stehen am Ende der Rangfolge.

Deutlich wird, dass die zwei-/mehrsprachigkeitsbezogenen Themen immer weniger wichtig als die direkten Vergleichsthemen bewertet werden. So steht die allgemeine Sprachförderung in der Wichtigkeit vor der Sprachförderung von Migrantenkindern und die allgemeine Elternarbeit deutlich vor der interkulturellen Elternarbeit. Erzieherinnen mit einem Anteil von über 90 Prozent zwei-/mehrsprachig aufwachsender Kinder in der Gruppe schätzen hingegen die Wichtigkeit allgemeiner Sprachförderung und spezifischer Sprachförderung von Migrantenkindern in etwa als gleich wichtig ein (jeweils ∅5,69). Die interkulturelle Elternarbeit (∅4,20) hingegen sehen auch diese Erzieherinnen als weit weniger wichtig an als die allgemeine Elternarbeit (∅5,27). Hier liegt die Wichtigkeit interkultureller Elternarbeit für die Erzieherarbeit sogar noch unter dem Durchschnitt der Antworten aller befragten Erzieherinnen.

Schaut man sich jedoch die durchschnittliche Beurteilung der Wichtigkeit aller Themen an, ergibt sich ein Wert von 4,78. Das zeigt, dass allen der genannten Themen von den Erzieherinnen insgesamt eine hohe Wichtigkeit für den Arbeitsalltag zugeschrieben wird. Auch Religionskunde wird mit einem durchschnittlichen Wert von 3,16 als keinesfalls unwichtig eingestuft.

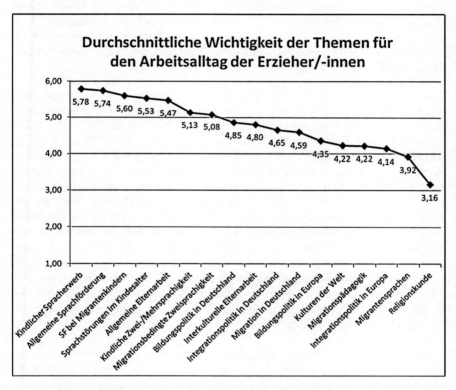

Abb. 4: Wichtigkeit zwei-/mehrsprachigkeitsspezifischer Themen für die Erzieherinnen

4. Wie schätzen die Erzieherinnen ihr eigenes Wissen zu Themen aus dem Bereich kindliche Zweisprachigkeit ein und wie interessiert sind sie an Weiterbildungen zu diesen Bereichen?

Auch für die Beantwortung dieser Frage wurden die oben genannten 17 Themenbereiche verwendet. Die Erzieherinnen konnten auch hier anhand einer Skala von eins (kein Wissen / Interesse) bis sechs (sehr großes Wissen / Interesse) ihr eigenes Wissen sowie ihr Interesse für die genannten Themen einschätzen bzw. angeben.

Die Auswertung der Antworten zeigt, dass die Erzieherinnen ihr eigenes Wissen vor allem in den Bereichen Allgemeine Elternarbeit (Ø4,94), Kindlicher Spracherwerb (Ø4,56), Allgemeine Sprachförderung (Ø4,53) und Sprachstörungen im Kindesalter (Ø4,20) als besonders gut einschätzen. Deutlich weniger meinen sie über Integrationspolitik in Europa (Ø2,82), Religionskunde (Ø2,82) und Migrantensprachen (Ø2,71) zu wissen. An letzter Stelle steht die Migrationspädagogik mit einem durchschnittlichen Wert von 2,39.

Im Gegensatz zur Bewertung der Wichtigkeit landen hier die zwei-/mehrsprachigkeitsspezifischen Themen auf den hinteren Plätzen. Kindliche Zwei-/Mehrsprachigkeit (Ø3,82) als erstgenannter Bereich steht auf dem sechsten Platz, die migrationsbedingte Zweisprachigkeit (Ø3,46) folgt auf Platz acht. An neunter Stelle reiht sich die interkulturelle Elternarbeit (Ø3,46) ein, während die Sprachförderung bei Migrantenkindern (Ø3,36) erst Rang 11 beim Fachwissen der Erzieherinnen einnimmt. Es zeigt sich, dass sich Erzieherinnen, die über 90 Prozent zwei-/mehrsprachig aufwachsende Kinder in der Gruppe haben, mit einem Durchschnittswert von 4,21 deutlich mehr Wissen zur Sprachförderung von Migrantenkinder zuschreiben als der Durchschnitt aller befragten Teilnehmer/-innen. Bei der migrationsbedingten Zweisprachigkeit ergibt sich für diese Erzieherinnen ein Wert von 4,08, also über dem Durchschnitt der gesamten Befragtengruppe mit 3,36. Dahingegen liegen diese Erzieherinnen bei den Themen Interkulturelle Elternarbeit sowie Kindliche Zwei-/Mehrsprachigkeit bei der Beurteilung des eigenen Wissens hinter dem Mittel aller Antworten zurück. Deutlich wird dennoch, dass das selbsteingeschätzte Wissen zu zwei-/mehrsprachigkeitsspezifischen Themen insgesamt hinter den restlichen Themen zurückbleibt.

Das Interesse an Weiterbildungen in diesen Bereichen ist jedoch – möglicherweise infolgedessen – durchaus vorhanden. So ergibt sich für das Interesse an zusätzlichem Wissen über die einzelnen Bereiche folgende Abstufung: Allgemeine Sprachförderung (Ø5,53), Sprachstörungen im Kindesalter (Ø5,37) und die spezifische Sprachförderung bei Migrantenkindern (Ø5,22) sind die drei interessantesten Themen für die befragten Erzieherinnen. Es folgen kindliche Zwei-/Mehrsprachigkeit (∅5,10), kindlicher Spracherwerb (∅5,07) und migrationsbedingte Zweisprachigkeit (∅4,86). Die interkulturelle Elternarbeit (∅4,43) sowie die allgemeine Elternarbeit (∅4,29) landen auf Rang sieben und acht. Dies zeigt, dass die Erzieherinnen durchaus Interesse an zwei-/mehrsprachigkeitsspezifischen Themen in Hinblick auf eine Weiterbildung haben. Dies gilt vor allem für die praxisbezogenen Themen wie Sprachförderung, Spracherwerb und Elternarbeit. Geringer ist das Interesse an bildungs- und integrationspolitischen Themen sowie den Migrantensprachen oder der Religionskunde.

Ein Vergleich der Angaben zum selbst eingeschätzten Wissen und dem Interesse zeigt erwartbare Ergebnisse (siehe Abb. 5). Fast durchgehend haben die Befragten ein größeres Interesse an Weiterbildungen zu den vorgegebenen Themen, als sie ihr eigenes Wissen dazu einschätzen.

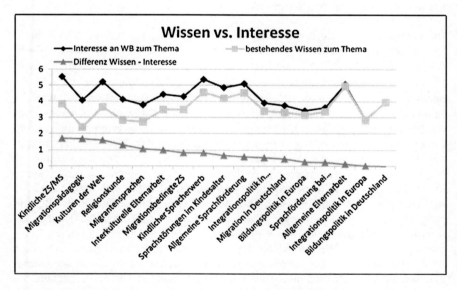

Abb. 5: Vergleich von Wissen und Interesse zu zwei-/mehrsprachigkeitsspezifischen Themen

5. Wie groß ist der Einfluss kultureller Stereotype bei Erzieherinnen auf die Einschätzung zwei-/ mehrsprachiger Kinder?

Diese Frage zu beantworten ist im Rahmen der hier vorliegenden Untersuchung schlichtweg unmöglich. Zudem würde die Isolierung kultureller Vorurteile und Stereotype eine eigene Studie verlangen, der vor allem Beobachtungen des Verhaltens von Erzieherinnen hinsichtlich der oben genannten Frage zugrunde liegen müssten, um aussagekräftige Informationen zu erhalten. Bei der beschriebenen Untersuchung innerhalb der vorliegenden Dissertation handelt es sich jedoch um eine Befragung mittels Fragebogen. Der Versuch, eine Antwort auf diese Frage zu finden, geschieht deshalb in Form verschiedener Fragestellungen innerhalb dieses Fragebogens, die eine eventuell vorhandene Tendenz zu solchen Vorurteilen oder Stereotypen sichtbar machen sollen.

Die Erzieherinnen sollten dafür beispielsweise einschätzen, für wie wahrscheinlich sie es halten, dass ein Kind mit einer spezifischen Erstsprache Sprachförderung nötig hat. Insgesamt zeigen sich hier bei den meisten aufgeführten Sprachen gleichmäßige Abstufungen in der Wahrscheinlichkeit, wobei nicht von einer allgemeinen Pauschalisierung für die Förderwahrscheinlichkeit ausgegangen werden kann. Anders jedoch bei den Sprachen Türkisch, Arabisch, Vietnamesisch und Thailändisch. Für Kinder mit einer dieser vier Erstsprachen gilt, dass die Erzieherinnen die Wahrscheinlichkeit als tendenziell hoch einschätzen, dass ein Kind mit einer dieser Erstsprachen sprachlich gefördert werden muss. Dabei ergibt sich für Vietnamesisch und Thailändisch ein geometrisches Mittel von 4,2, für Arabisch 4,5 und für Türkisch sogar 5,1 (bei 6 = sehr wahrscheinlich und 1 = unwahrscheinlich).

Ein weiteres interessantes Ergebnis ist zudem, dass 59 Prozent aller Erzieherinnen angeben, dass bei mindestens jedem zweiten zwei-/mehrsprachig aufwachsenden Kind eine Sprachförderung notwendig sei. Nur insgesamt 7 Prozent sehen in ihrer Kita keine generelle Notwendigkeit für sprachfördernde Interventionen bei zwei-/mehrsprachig aufwachsenden Kindern.

Welche Schlüsse lassen sich aus solchen Antworten ableiten? Bestimmte Erwartungshaltungen könnten durchaus Auswirkungen auf den Umgang mit Kindern aus anderen Kulturkreisen haben, die von den Erzieherinnen negativer stereotypisiert werden. Wenn Erzieherinnen aufgrund der Erstsprache eine förderbedürftige Sprachentwicklung im Deutschen als wahrscheinlich erachten, kann das die Erwartungen an die Zweitsprachentwicklung dieser Kinder von vornherein herabsetzen. Das wiederum könnte sich – sozusagen als selbsterfüllende Prophezeiung – auf den Zweitspracherwerb des Kindes in der Kita negativ auswirken. Dies könnte ein Hinweis darauf sein, dass Voreingenommenheit und stereotypes

Denken beim Kontakt mit Kindern und Eltern mit Migrationshintergrund Einfluss auf den Umgang mit und die Erwartungshaltung gegenüber Menschen mit anderem kulturellen und sprachlichen Hintergrund haben könnte. Für den Zweitspracherwerbserfolg von Kindern mit Migrationshintergrund ist es eine wichtige Voraussetzung, dass sich die Fachkräfte ihren Vorurteilen, Erwartungen und Stereotypen stellen und ihr eigenes pädagogisches Handeln daraufhin hinterfragen. Die Schaffung interkulturell-kommunikativer Kompetenz für die Arbeit mit zwei-/mehrsprachig aufwachsenden Kindern und deren Familien ist also basal für die Erzieherinnenarbeit.

4 Befragung der Ausbildungsstätten

Um den Stellenwert der Wissensaneignung aus den Bereichen Zwei-/Mehrsprachigkeit, Sprachförderung, Migration etc. in der Ausbildung von Erzieherinnen zu erfassen, wurde eine zweite schriftliche Befragung durchgeführt. Die folgenden Fragestellungen standen bei dieser Untersuchung im Vordergrund:

- Welche der bereits in der Erzieherinnen-Befragung verwendeten Themen aus dem Bereich Kindliche Zwei-/Mehrsprachigkeit werden während der Ausbildung thematisch innerhalb von Vorlesungen oder Seminaren behandelt? Werden diese Themen als eigenständige Veranstaltungen angeboten oder sind sie in eine andere Veranstaltung integriert?
- Welche grundsätzlichen Inhalte werden innerhalb der Ausbildung zum Bereich Kindliche Zwei-/Mehrsprachigkeit vermittelt?
- Wie hoch ist der ungefähre Anteil des Themas Kindliche Zwei-/Mehrsprachigkeit innerhalb der Ausbildung?
- Gibt es Interesse an einem Ausbau der Ausbildung im Bereich Kindliche Zwei-/Mehrsprachigkeit oder ist ein Ausbau sogar schon geplant?

Dabei ging es auch darum zu erfahren, inwieweit zwei-/mehrsprachigkeitsspezifische Themen bereits eine Eigenständigkeit in der Ausbildungslehre besitzen oder ob sie nur als Teilthema bzw. beiläufig innerhalb des Lehrplans vermittelt werden. Die Ergebnisse sollen dazu dienen, einen ersten Eindruck des Standards der Erzieherinnen-Ausbildung in Deutschland zu isolieren und ggf. Empfehlungen für die inhaltliche Aufwertung der Ausbildung für den Bereich kindliche Zweisprachigkeit auszusprechen. Gleichzeitig können die von den Ausbildungsstätten gegebenen Informationen mit den Angaben der Erzieherinnen zu Praxisanforderungen, bestehenden Kompetenzen und Weiterbildungsinteressen verglichen werden. Dadurch können die Defizite (oder auch eventuelle informelle Guthaben) noch präziser erkannt und benannt werden.

Auch bei dieser Untersuchung erwies sich eine schriftliche Befragung als am geeignetsten für die Ziele der Studie sowie für die räumlichen und zeitlichen Rahmenbedingungen. Der Fragebogen umfasst zwei Seiten und kann schnell und mit geringem Aufwand ausgefüllt werden.

Auch die Befragung der Ausbildungsstätten kann keinen quantitativen Anspruch erheben. Zum einen deshalb, weil auch bei dieser Untersuchung die Stichprobe nicht groß genug ist. Ein weiterer wichtiger Grund ist aber auch, dass die Auswahl der Stichprobe vor dem bildungspolitischen Hintergrund allgemeine Aussagen bezüglich der Ergebnisse gar nicht zulässt. Aufgrund des bildungspolitischen Föderalismus in Deutschland gibt es keine bundesweit einheitlichen Standards für die Ausbildung von Erzieherinnen in Bezug auf den Anteil des Themas Zwei-/Mehrsprachigkeit im Lehrplan. Jede Ausbildungsstätte orientiert sich hinsichtlich der inhaltlichen Schwerpunkte zumeist an den Bildungs- und Erziehungslehrplänen des zuständigen Landesministeriums. Zudem haben die meisten Schulen selbst die Flexibilität, die Inhalte ihrer Ausbildung zu gestalten. Das hängt von vielen verschiedenen Faktoren ab. So haben sowohl die Schulleitung und das Schulkonzept als auch das Engagement des Lehrpersonals bzw. der Leitung, die Zusammenarbeit mit Forschung und Wissenschaft, die Lage der Schule und damit auch der Relevanz bestimmter Themen innerhalb der Ausbildung (z.B. hoher Anteil zwei-/mehrsprachig aufwachsender Kinder in der Region) einen entscheidenden Einfluss auf die Inhalte der Erzieherinnen-Ausbildung. Die Antworten der Schulen bei dieser Befragung zeigen deutliche Unterschiede bei Konzeptionen, Ansätzen und Inhalten zwischen Ausbildungsstätten innerhalb eines Bundeslandes. Meist geben die landespolitisch vorgegebenen Lehrpläne viel Interpretationsspielraum für die einzelnen Ausbildungsstätten oder Bildungseinrichtungen, und so liegt es oft im Ermessen des Personals, in welchem Umfang diese Empfehlungen oder Vorgaben umgesetzt werden.

4.1 Ausbildungsstätten

Der Fragebogen wurde insgesamt 137 Ausbildungsstätten im sozialpädagogischen Bereich per Email zugesandt. Die Namen und Adressen der Schulen wurden einer Auflistung deutscher Ausbildungsstätten für Erzieherinnen von der Homepage www.erzieherin-online.de (01.11.2008) entnommen. Insgesamt 42 der 137 Schulen sandten ausgefüllte Fragebögen per Mail, Post oder Fax zurück. Das ergibt eine Rücklaufquote von 30,43 Prozent.

Der Großteil der Einrichtungen bietet neben der Erzieherinnen-Ausbildung noch weitere Ausbildungslehrgänge an. Dazu gehören Assistentin im Sozialwesen (16

Einrichtungen), Kinderpflegerin (12), Heilpädagogin Fachschule (6), Heilpädagogin Hochschule (1), Sozialarbeiterin Hochschule (2), Pädagogin Hochschule
(1), Heilerziehungspflegerin (8), Jugend- und Heimerzieherin (2) und der Auf-
baustudiengang Sprachförderung für Erzieherinnen mit einem Umfang von 600
Stunden (2). An der Befragung nahmen 23 Berufs- und Berufsfachschulen, 10
Kollege / Berufskollege, 5 private / freie Schulen, 3 Fachakademien / Akade-
mien und eine duale Hochschule teil. Die teilnehmenden Ausbildungsstätten liegen in allen 16 Bundesländern. Im Rahmen der hier vorliegenden Untersuchung
habe ich entschieden, mich ausschließlich auf die Angaben über den Ausbil-
dungsgang zum/zur staatlich anerkannten Erzieherin zu beschränken.

4.2 Ergebnisse der Befragung

Im Folgenden werden die Schlussfolgerungen für zwei der untersuchungsleitenden Fragestellungen für diese Studie vorgestellt:

*1. Welche der bereits in der Erzieherinnen-Befragung verwendeten Themen aus
dem Bereich kindliche Zweisprachigkeit werden während der Ausbildung innerhalb von Vorlesungen oder Seminaren behandelt? Werden diese Themen
als eigenständige Veranstaltung angeboten oder sind sie in eine andere Veranstaltung integriert?*

Für diese Frage wurde der Themenkatalog herangezogen, der bereits in der Erzieherinnen-Befragung Verwendung fand. Die Fragestellung bezog sich also auf
die oben bereits genannten 17 Themenbereiche. Die Ausbildungsstätten wurden
gebeten anzugeben, ob sie die genannten Themen während der Ausbildung thematisch innerhalb von Seminaren oder Vorlesungen behandeln. Zusätzlich sollten sie spezifizieren, ob dies dann im Rahmen einer eigenen Veranstaltung oder
als Teilthema innerhalb einer anderen Veranstaltung passiere (siehe Abb. 6).
Einige der Ausbildungsstätten beantworteten die Frage ausschließlich mit ‚ja‘
und gaben keine genaueren Informationen dazu.

Die Antworten zeigen deutlich, dass zwar viele der Themen laut der vorliegenden Fragebögen in die Ausbildung mit einfließen, jedoch nur die wenigsten innerhalb einer eigenständigen Veranstaltung vermittelt werden.

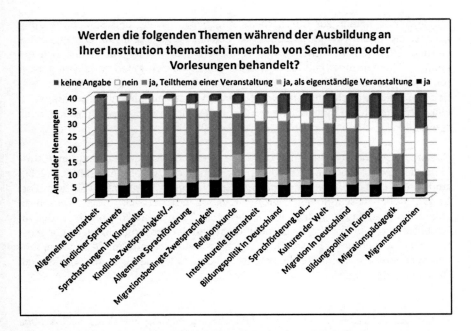

Abb. 6: Zwei-/mehrsprachigkeitsspezifische Themen innerhalb der
Erzieherinnen-Ausbildung

Die meisten dieser Themen sind Teil von Veranstaltungen mit Namen wie
"Entwicklung von Kindern", "Sozialpädagogik", "Deutsch", "Sprache", "Medi-
en", "Kindlicher Spracherwerb", "Sprachentwicklung", "Elementarpädagogik",
"Literatur und Sprache", "Sozialkunde", "Psychologie", "Sprachförderung",
"Heilpädagogik", "Praxis und Methodenlehre" oder "Bildung neu denken". Nur
einige wenige der genannten Veranstaltungen haben dabei einen konkret thematischen Bezug zum Bereich Zweisprachigkeit oder Migration. Dazu zählen unter
anderem "Interkulturelle Pädagogik", "Interkulturelle Erziehung", "Interkulturelle Grundlagen", "Politik" und "Bilinguale Erziehung". Im Vergleich zu den anderen Themenbereichen wird "Religion" als Unterrichtsfach an verhältnismäßig
vielen der befragten Ausbildungsstätten unterrichtet. Eine Schule bietet den
Auszubildenden "Türkischunterricht" an.

Die Grafik zeigt deutlich, dass nur ein geringer Anteil der befragten Ausbildungsstätten Einzelveranstaltungen zu den Themenbereichen des vorgegebenen
Kataloges anbietet. Die migrationsspezifischen Themen bleiben dabei hinter den

allgemeinen Themen zur Elternarbeit, Sprachentwicklung und Sprachförderung zurück, die jedoch ebenfalls selten als eigenständige Veranstaltung angeboten werden. Über den inhaltlichen und zeitlichen Umfang der einzelnen oben genannten Themen innerhalb der Veranstaltungen werden keine Aussagen getroffen. Es ist jedoch hinsichtlich der genannten Seminarnamen nicht unwahrscheinlich, dass die Bereiche in Form von Referaten oder einmaligen Gastvorträgen in einer Veranstaltung abgehandelt werden und dann in der Ausbildung nur noch sporadisch Erwähnung finden.

Besonders Migrationspädagogik und Migrantensprachen spielen kaum eine Rolle in der Erzieherinnen-Ausbildung der befragten Ausbildungsstätten. Dabei sind in der Praxis zwei-/mehrsprachige Erzieherinnen so gefragt wie nie zuvor. In den Stellenausschreibungen großer Kitaträger findet sich dieser Wunsch an zukünftige Fachkräfte immer wieder. Angesichts der vielen Sprachen, die im Arbeitsalltag von Erzieherinnen heutzutage auftauchen können, wäre ein Ausbau der Ausbildungen hinsichtlich des Sprachenunterrichts nicht nur empfehlenswert, sondern könnte in den nächsten Jahrzehnten zu einer unverzichtbaren Basiskompetenz werden.

2. *Gibt es Interesse an einem Ausbau der Ausbildung im Bereich Kindliche Zweisprachigkeit oder ist ein Ausbau sogar schon geplant?*

Die Mehrheit (57,5 %) der befragten Ausbildungsstätten wünscht sich einen höheren Stellenwert des Themas Kindliche Zweisprachigkeit. 35 Prozent haben daran kein Interesse (siehe Abb. 7). Dabei scheint der Wunsch nach dem Ausbau der Ausbildung nicht deutlich abhängig von dem angegebenen geschätzten derzeitigen prozentualen Anteil des Themas Kindliche Zweisprachigkeit in der jeweiligen Ausbildungsstätte. So haben acht Schulen mit einem prozentualen Anteil von 0,5 bis 5 Prozent kein Interesse an einem Ausbau, während sich alle Schulen mit einem Anteil von 10 und 15 Prozent einen noch höheren Stellenwert des Themas in ihrer Ausbildung wünschen.

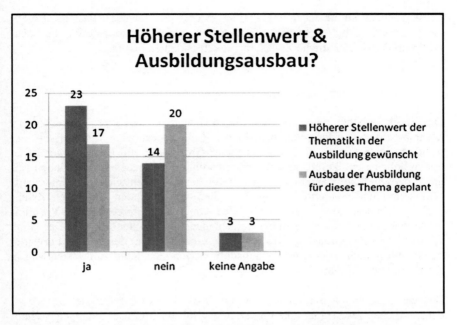

Höherer Stellenwert & Ausbildungsausbau?

- Höherer Stellenwert der Thematik in der Ausbildung gewünscht
- Ausbau der Ausbildung für dieses Thema geplant

Abb. 7: Höherer Stellenwert und Ausbaupläne für zwei-/mehrsprachigkeits-
spezifische Themen in der Erzieherinnen-Ausbildung

Die Antworten auf die Frage, ob solch ein Ausbau der Ausbildung geplant ist, zeigen jedoch, dass dies bei deutlich weniger Schulen der Fall ist. Insgesamt 42,5 Prozent der befragten Ausbildungsstätten (17) haben vor, das Thema mehr in ihre Ausbildung einzubinden. Die Hälfte der Schulen (20) plant keinen inhaltlichen Ausbau zu diesem Themengebiet.

Die Angaben der Ausbildungsstätten zeigen, dass der Bedarf an einem Ausbau der Ausbildung durchaus mehrheitlich erkannt wird. Zwar geben die meisten Einrichtungen an, der kindlichen Zweisprachigkeit keinen höheren Stellenwert in der Ausbildung einräumen zu können bzw. zu wollen, gleichzeitig jedoch ist die Anzahl der Schulen, die einen solchen Ausbau planen, mit über 40 Prozent beachtlich hoch. Dabei muss zudem berücksichtigt werden, dass die drei Schulen mit dem höchsten Anteil des Themas in der Ausbildung angaben, keinen weiteren Ausbau zu wünschen, was angesichts des bereits bestehenden Stellenwertes der kindlichen Zweisprachigkeit in diesen Einrichtungen nachvollziehbar ist.

Diese Tendenz stimmt hoffnungsvoll angesichts der Tatsache, dass die Ergebnisse der Befragung im Rahmen dieser Arbeit eher ein Wissensdefizit der Fachkräfte im Bereich kindliche Zweisprachigkeit erkennen lassen.

5 Einige Schlussfolgerungen

Die Ergebnisse der beiden Untersuchungen zeigen, dass dem Thema Zwei-/ Mehrsprachigkeit offensichtlich nicht die Rolle zugestanden wird, die es hinsichtlich der Situation in den Kitas vieler Großstädte und Ballungsräume mit einem hohen Bevölkerungsanteil erhalten sollte. Die meisten Erzieherinnen zeigen eingeschränkte Kenntnisse in den Bereichen Sprachentwicklung, Sprachauffälligkeiten und Sprachförderung, vor allem aber bei der kindlichen Zwei-/ Mehrsprachigkeit oder der interkulturellen Kompetenz. Stereotype und Vorurteile existieren besonders gegenüber verschiedenen Migrantengruppen. Der Blick auf das zwei-/mehrsprachig aufwachsende Kind erscheint defizitär und erwartet bereits ein Sprach- oder Entwicklungsdefizit, wenn das Kind zum ersten Mal in die Einrichtung kommt.

Das Bewusstsein für die Wichtigkeit sowie das Interesse der Erzieherinnen an der kindlichen Zweisprachigkeit und den eng mit ihr im Zusammenhang stehenden Themen ist deutlich vorhanden. Fehlende Weiterbildungen in den Berufsbiografien der Fachkräfte müssen nicht zwangsläufig auf mangelndes Interesse oder fehlende Motivation zurückzuführen sein. Studiert man die Kurskataloge großer und kleiner pädagogischer Bildungsträger, stellt man schnell fest, dass Begriffe wie Zwei- oder Mehrsprachigkeit und Interkulturalität in den Themen der angebotenen Kurse zumeist fehlen. Es ist also für eine Erzieherin auch nicht unbedingt leicht, sich auf dem Gebiet der kindlichen Zwei- und Mehrsprachigkeit zu qualifizieren.

Die Qualifikation der Ausbildung hängt vor allem von der jeweiligen Ausbildungsstätte ab. Hat sich eine vorschulische Einrichtung Interkulturelle Pädagogik auf die Fahnen geschrieben, stehen die Chancen für eine qualifizierte Ausbildung im Bereich kindliche Zweisprachigkeit gut. Jedoch können schon innerhalb eines Bundeslandes, einer Stadt und sogar eines Stadtbezirks die Inhalte der Ausbildung diesbezüglich stark variieren. Die Bildungspläne der Länder bleiben in ihren Forderungen, Voraussetzungen und Beschreibungen der sprachlichen Bildungsaufgaben einer Kita meist oberflächlich und formulieren hehre Ziele für den Bildungsauftrag von Krippe, Kindergarten und Vorschule ohne praxisnah vorzugeben, wie die vorschulischen Betreuungseinrichtungen diesen Erwartungen mit Geld-, Personal- und Kompetenzmangel gerecht werden können.

6 Literaturverzeichnis

Bundesministerium für Bildung, Jugend und Forschung (Hg.) (2003): Sprachförderkoffer für Kindertagesstätten. Handbuch. Institut für kreative Sprachförderung und interkulturelle Kommunikation Berlin.

Kersten, Kristin (Hg.) (2010): ELIAS - Early Language and Intercultural Acquisition Studies. Final Report. University of Magdeburg. Germany.

Koch, Sophie (in Vorbereitung): Interkulturell-kommunikative Kompetenzen von ErzieherInnen bei der Arbeit mit zwei- und mehrsprachig aufwachsenden Kindern und deren Familien. Dissertation am Seminar für Sprechwissenschaft und Phonetik, Martin-Luther-Universität Halle-Wittenberg.

Koch, Sophie (2007): Zweisprachigkeit von Migrantenkindern. Erfolge und Probleme beim Erwerb des Deutschen im Vorschulalter. Verlag Empirische Pädagogik Landau.

Senatsverwaltung für Bildung, Wissenschaft und Forschung (Hg.) (2008): Erläuterungen zur „Qualifizierten Statuserhebung vierjähriger Kinder in Kitas und Kindertagespflege". <www.berlin.de> (17.9.2012)

Wendt, Wolfgang / Roick, Thorsten / Stanat, Petra / Tschackert, Karin (2008): Vorschulische Sprachstandsfeststellung ab dem Alter von 4 Jahren: Die Pilotierung von Deutsch Plus 4. Erste Ergebnisse. FU/Silberlaube, 25. April 2008. Institut für Schulqualität der Länder Berlin und Brandenburg e.V., FU/Empirische Bildungsforschung.

Internetquellen

<http://www.kikus-muenchen.de> (12.11.2011)
<http://www.wilfriedmetze.de> (26.11.2011)
<http://www.erzieherin-online.de> (01.11.2008)
<http://eacea.ec.europa.eu/llp/projects/public_parts/documents/comenius/acc_mes_final_report_2007/com_mp_142355_elias.pdf> (13.02.2012)
<http://www.bmbf.de/pub/sprachfoerderkoffer.pdf> (17.09.2012)
<http://www.berlin.de/imperia/md/content/sen-bildung/bildungswege/vorschulische_bildung/sprachstand_kita.pdf> (17.09.2012)

Delfin 4 in Sachsen-Anhalt: Interpretation der Testergebnisse 2011. Eine vergleichende Untersuchung mit dem SETK 3-5

Konstantin Espig, Halle (Saale)

1   Zusammenfassung

Die Sprachstandserhebung mit dem Screeningverfahren *Delfin 4* (Fried et al. 2008a) wurde im Jahr 2011 das zweite Mal flächendeckend in Sachsen-Anhalt durchgeführt. Alle Kinder, die zum damaligen Zeitpunkt zwei Jahre vor der Einschulung standen, nahmen an diesem Screening teil. Ziel war es, Kinder herauszufiltern, deren Sprachentwicklung nicht altersgemäß entwickelt ist. Betroffene Kinder sollten im Anschluss an das Screening mit Hilfe der Förderrichtlinien von Delfin 4 in ihrer Sprachentwicklung unterstützt werden.

Nach der Durchführung im Jahr 2010 kamen bei den für die Sprachentwicklung zuständigen Erzieherinnen in den Kindergärten Zweifel bezüglich der Tauglichkeit von Delfin 4 auf. Ihr Eindruck war, dass viele Kinder mit Defiziten in der sprachlichen Entwicklung keine Sprachförderung bekamen, da sie Delfin 4 bestanden hatten. Um diese Zweifel bestätigen oder entkräften zu können, wurde im Rahmen einer Bachelorarbeit am Seminar für Sprechwissenschaft und Phonetik der Universität Halle-Wittenberg eine vergleichende Testung durchgeführt. In Kooperation mit sechs Kindertagesstätten konnten 23 Kinder neben der regulären Sprachstandsüberprüfung mit dem Verfahren Delfin 4 auch mit dem Sprachentwicklungstest für drei- bis fünfjährige Kinder, kurz SETK 3-5 (Grimm et al. 2001), überprüft werden.

Die Ergebnisse der vergleichenden Testung bestätigten die Zweifel der Erzieherinnen. Während Delfin 4 nur ein einziges Kind als förderbedürftig einstufte, diagnostizierte der SETK 3-5 bei 13 der getesteten Kinder einen Förder- bzw. Therapiebedarf.

2   Delfin 4 als Spracherhebungsinstrument

Die Früherkennung von sprachlichen Entwicklungsproblemen bzw. -verzögerungen gewinnt immer mehr an Bedeutung. Als Konsequenz der „PISA-Studie" im Jahr 2000 forderte die Kultusministerkonferenz im Dezember 2001 „Maßnahmen zur Verbesserung der Sprachkompetenz bereits im vorschulischen Alter" (Internetquelle 1, 2006, 7). Zudem vereinbarten die Kultusministerkonferenz und die Länder nach den Veröffentlichungen der Ergebnisse von PISA 2003, die „Leistungen der Schüler mit schwachen Kompetenzen und der Jugendlichen mit Migrationshintergrund zu verbessern, also die Chancengleichheit zu erhöhen" (ebd.). Diese Maßnahmen sind sinnvoll, denn:

> „Sprachkompetenz ist eine Schlüsselqualifikation und entscheidet in hohem Maße über Schulerfolg und Berufschancen, über eine zufrieden stellende Teilnahme am gesellschaftlich-kulturellen Leben, aber auch über die Persönlichkeitsentwicklung und die Integration eines menschlichen Individuums in sein unmittelbares soziales Umfeld." (Lüdtke/Kallmeyer 2007, 262).

Im Februar 2005 wurde der Beschluss gefasst, dass „Sprachstandsdiagnosen und Sprachförderung im vorschulischen Bereich" stattfinden sollen (Internetquelle 1, 2006, 7). Teil dieses Maßnahmenkataloges ist das in diesem Beitrag betrachtete Testverfahren Delfin 4. Es untersucht seit dem Jahr 2007 zwei Jahre vor der Einschulung den Sprachstand aller Kinder in Nordrhein-Westfalen. Konzipiert wurde das Verfahren von einer Forschungsgruppe unter Leitung von Prof. Lilian Fried an der Universität in Dortmund.

Das Akronym Delfin 4 steht für „Diagnostik, Elternarbeit und Förderung der Sprachkompetenz 4-Jähriger in Nordrhein-Westfalen". Seit 2010 fand Delfin 4 trotz kritischer Betrachtungen von sprachtherapeutischen Verbänden und Erzieherinnen in den Kindergärten (Gräfe 2011, 9f.) auch in Sachsen-Anhalt Anwendung und wurde wie in NRW flächendeckend und verpflichtend in allen Kindergärten durchgeführt (Internetquelle 2, 2008).

Nach Barbara Sommer, Schulministerin von NRW, war das Ziel, „dass jedes Kind bei der Einschulung über ausreichend gute Sprachfähigkeiten verfügt, sodass es dem Unterricht folgen kann" (Internetquelle 3, 2009). Auch die soziale Integration von Kindern sollte gefördert werden. Nach Auffassung von Sachsen-Anhalts Sozialministerin Dr. Gerlinde Kuppe sind frühkindliche Bildung und Förderung ein entscheidender Schlüssel zu mehr Chancengerechtigkeit (ebd.). Dafür investierte Sachsen-Anhalt jährlich 2,4 Millionen Euro in die Träger der Kindergärten. Allein 1,3 Millionen Euro wurden im Jahr 2009 für die Anschaffung der Materialien und die je zweitägige Weiterbildung von Erzieherinnen benötigt. 1400 Pädagogen wurden auf die Sprachstandserhebung vorbereitet (Falgowski 2009).

Ein zentraler Baustein des Verfahrens Delfin 4 sind die Sprachförderorientierungen. Sie sind für die Kinder konzipiert, welche bei der Testung als förderbedürftig eingestuft wurden. Wie beim Diagnoseinstrument selbst umfassen die Sprachförderorientierungen vier Kernbereiche:

- Wortschatz
- Morphosyntax
- Erzählen
- Phonembewusstheit

Ergänzt werden diese durch:

- ein Zusatzmodul zur Artikulation
- Hinweise zur Elternarbeit
- Selbst- und Teamqualifizierung (Fried 2009, 49ff.).

Die von Fried et al. formulierten Leitlinien führen die Erzieherinnen in die Schwerpunkte der Sprachförderorientierungen ein. Es werden fachliche Grundlagen vermittelt und darüber hinaus organisatorische Hinweise, konkrete Förderbeispiele und Anregungen gegeben.

Die Übungen werden entweder der „alltagsorientierten Sprachförderung" oder den „systematischen Sprachübungen" zugeordnet. Grundlage einer optimalen Förderung sind laut Delfin 4 eine differenzierte Planung und ständige Reflexion der Erzieherinnen (Fried et al. 2008b, 11ff.).

3   Aufbau des Testverfahrens Delfin 4

3.1   Stufe: Besuch im Zoo (BiZ)

Die erste Stufe des Screenings, Besuch im Zoo (im Folgenden mit der Abkürzung BiZ bezeichnet), ist als Vorscreening konzipiert. Es unterscheidet grob zwischen Kindern, bei denen die Sprachentwicklung unauffällig verläuft, und Kindern, bei denen sprachliche Probleme auftreten. Zusätzlichen Sprachförderbedarf haben:

- Kinder, deren Sprachentwicklung nicht altersgemäß ist
- Kinder, welche die deutsche Sprache nicht hinreichend beherrschen (Fried et. al. 2008c, 6).

BiZ soll ein möglichst ökonomisches Verfahren darstellen, bei dem bis zu vier Kinder gleichzeitig getestet werden können. Die Testleitung und die Protokollierung werden von den Erzieherinnen übernommen. BiZ umfasst die Testung von vier Sprachbereichen (Handlungsanweisungen ausführen, Kunstwörter nachsprechen, Bild beschreiben und Sätze nachsprechen). Die Aufgaben sind kindgerecht in ein Brettspiel integriert.

Die Ergebnisse dieses Screenings werden in drei Untergruppen aufgeteilt. Ähnlich der Symbolik einer Ampel unterscheidet man Kinder:

- ohne zusätzlichen pädagogischen Förderbedarf   (grün)
- die nicht eindeutig eingeschätzt werden können   (gelb)
- mit eindeutig zusätzlichem Förderbedarf   (rot).

Kinder, deren Testergebnis „gelb" entspricht, nehmen am zweiten Teil des Screenings, Besuch im Pfiffikushaus (BiP), teil. Dazu kommen Kinder, die nicht an der ersten Stufe teilgenommen haben (z.B. aus Krankheitsgründen). Auch Kinder, die keinen Kindergarten besuchen, sind verpflichtet, am vertiefenden Screening BiP teilzunehmen (Fried et al. 2009, 14).

3.2   Besuch im Pfiffikushaus (BiP)

Im zweiten Teil des Screenings werden die Kinder einzeln getestet. Auch dieser Teil ist spielerisch angelegt. Das Kind bewegt sich durch mehrere Ebenen des Pfiffikushauses und erledigt dort Aufgaben in den Bereichen Wortverständnis, Begriffsklassifikation, Kunstwörter nachsprechen, Sätze nachsprechen, Pluralbildung, Wortproduktion und Bilderzählung. Das Ergebnis dieses Screenings entscheidet über eine Förderbedürftigkeit (ebd.).

4   Delfin 4 und SETK 3-5 im Vergleich

Um die Aussagekraft von Delfin 4 zu überprüfen, wurde der Sprachentwicklungstest für Kinder 3-5 (SETK 3-5) von Grimm et al. (2001) als geeignetes vergleichendes Verfahren gewählt. Mit Hilfe von verschiedenen Untertests geben beide Verfahren Hinweise auf sprachliche Problemfelder (auf produktiver und rezeptiver Ebene) und signalisieren gegebenenfalls Förder- bzw. Therapie-bedarf.

Als inhaltlich direkt miteinander vergleichbar haben sich folgende Untertests der beiden Verfahren herausgestellt (Fried et al. 2008c; Grimm et al. 2001):

Tabelle 1: Direkt vergleichbare Untertests Delfin 4 und SETK 3-5

Delfin 4 (Besuch im Zoo)	vs.	SETK 3-5
Handlungsanweisungen ausführen (HA)	vs.	Verstehen von Sätzen (VS) (überprüft ebenfalls die Ausführung von Handlungsanweisungen)
Kunstwörter nachsprechen (KN)	vs.	Phonologisches Gedächtnis für Nichtwörter (PGN)
Sätze Nachsprechen (SN)	vs.	Satzgedächtnis (SG)

Als Auswertungskriterien für einen Vergleich galten die in den Manualen der Spracherhebungsverfahren angegebenen Testwerte (T-Werte). Sie geben an, ob ein Kind förderbedürftig ist oder nicht. Die Testverfahren interpretieren diese Werte unterschiedlich (Tabelle 2).

Tabelle 2: Auswertungsmaßstäbe von Delfin 4 und SETK 3-5

Interpretation der T-Werte von Delfin 4 und SETK 3-5	
Delfin 4 (Fried et al. 2008b, Ergebnisbögen Delfin 4, BiZ bzw. BiP)	**SETK 3-5** (Grimm et al. 2010, 51)
Stufe 1 • **sofortiger Förderbedarf** bei Wert unter 33,7 in Stufe 1 • Teilnahme an vertiefender 2. Stufe (Besuch im Pfiffikushaus) bei T-Wert zwischen 33,8 – 47,7 • **kein Förderbedarf** bei T-Wert zwischen 47,8 – 75,0 Stufe 2 • **Förderbedarf** bei einem T-Wert unter 42,4 Bei Delfin 4 werden die T-Werte der Unter-tests addiert. Die Summe geteilt durch die Anzahl der Untertests zeigt den Ergebnis-wert an, der über eine Förderbedürftigkeit entscheidet.	**Therapiebedarf** bei Kindern, • die in 3 oder 4 Subtests einen Wert unter 40 erreichen **Förderbedarf** bei Kindern, • die in einem Subtest einen T-Wert unter 40 erreichen und in mindestens einem weiteren Untertest einen Wert unter 45 • die zwar in keinem Subtest einen Wert unter 40 erreichen, aber bei zwei Subtests schwache Leistungen gezeigt haben (Werte zwischen 40 und 44)

	Einzelfallentscheidung • mit einem einzigen unterdurch- schnittlichen Subtest (unter 40), während alle anderen Werte im guten Durchschnitt liegen (über 45) • bei Dreijährigen: Subtest Phonolo- gisches Gedächtnis für Nichtwörter wird oft noch nicht bewältigt **altersgemäße Entwicklung** • wenn in keinem Subtest ein Wert unter 40 bzw. in maximal einem Subtest ein Wert zwischen 40 und 44 erreicht wird

5   Durchführung der vergleichenden Untersuchung

Das Projekt der vergleichenden Sprachstandsuntersuchung erfolgte in enger Kooperation mit sechs Kindertagesstätten der Stadt Halle (Saale). Aufgrund der
Hypothese „Zu viele Kinder mit eindeutigem Förderbedarf bestehen Delfin 4"
(Kritik zahlreicher Erzieherinnen an Delfin 4, Gräfe 2011) wurde im Dialog mit
den Erzieherinnen eine Testgruppe von Kindern ausgewählt.

Ziel war es, mindestens 20 Kinder, welche nach Auffassung der Erzieherinnen
sprachförderbedürftig schienen, vergleichend zu testen. Grundlage für diese
Einschätzungen war das Verhalten und insbesondere die Kommunikation dieser
Kinder im Kita-Alltag. Der erste Teil des Screenings (Besuch im Zoo) zeigte
jedoch entweder keinen oder einen nicht eindeutigen Förderbedarf bei diesen
Kindern an; erst Stufe 2 sollte entscheiden.

Aus den ausgewählten Kindertagesstätten ergab sich eine Zahl von ca. 30 Kindern, die für die Testung in Frage kamen. Letztendlich konnten 23 Kinder getestet werden. Die Testgruppe setzte sich, wie zu erwarten war, hauptsächlich aus
Kindern zusammen, die am zweiten Screening (Besuch im Pfiffikushaus) teilnehmen mussten (14). Die Kitas übermittelten Elternanschreiben, in denen die
Untersuchung in aller Kürze vorgestellt und um die Erlaubnis für die Teilnahme
an der Testung mit dem SETK 3-5 gebeten wurde. Dankenswerterweise gaben
alle angeschriebenen Eltern ihr Einverständnis. Damit war eine rechtliche
Grundlage für die Untersuchung gegeben. Die persönlichen Daten der Kinder
blieben anonym (alle hier genannten Namen sind verändert). Um eine professionelle Testsituation zu gewährleisten, standen für die Testung ausgebildete und
mit dem SETK 3-5 vertraute Sprachtherapeutinnen zur Verfügung.

Die Durchführung fand im Zeitraum von Februar bis März 2011 statt. Aus organisatorischen Gründen war es nicht möglich, alle Tests mit derselben Testleiterin durchzuführen. Der Testrahmen sollte dem der Durchführung von Delfin 4 möglichst ähnlich sein. Dafür standen für die Kinder vertraute und ungestörte Räume zur Verfügung. In der Regel waren die Erzieherinnen nicht anwesend. Nur in Einzelfällen kamen sie als Erleichterung für schüchterne Kinder oder aus allgemeinem Interesse an der Sprachstandserhebung hinzu. Um eine exakte Auswertung zu ermöglichen, wurden Teile des Tests mit einem Aufnahmegerät aufgezeichnet.

In den meisten Fällen war die Durchführung des Tests ohne Probleme möglich. Die Kinder zeigten sich interessiert und offenbarten keine Zurückhaltung, die das Ergebnis beeinflusst hätte. Insgesamt kam es zu drei Testabbrüchen. Zwei dieser Kinder (beide mit Migrationshintergrund) waren der deutschen Sprache nicht in einem ausreichenden Maße mächtig. Umso fragwürdiger erscheint es, dass diese im ersten Screening von Delfin 4 eine ausreichende Punktzahl erreichen konnten, um den zweiten Screeningteil durchlaufen zu können.

Die Auswertung des Tests erfolgte durch den Autor. Die Ergebnisse wurden anschließend stichprobenartig von Dr. Stephanie Kurtenbach überprüft, dabei zeigten sich keine Differenzen.

6 Ergebnisse

6.1 Ergebnisübersicht

Insgesamt verteilen sich die Ergebnisse der getesteten Kinder wie folgt:

Tabelle 3: Ergebnisübersicht der beiden Testverfahren
(DaZ: Kinder mit Deutsch als Zweitsprache)

Kind	Ergebnis Delfin 4-Stufe 1	Ergebnis Delfin 4-Stufe 2	Ergebnis SETK 3-5
1.	nicht förderbedürftig	-	nicht förderbedürftig
2.	nicht förderbedürftig	-	nicht förderbedürftig
3.	nicht förderbedürftig	-	förderbedürftig
4.	muss in Stufe 2	nicht förderbedürftig	sprachtherapiebedürftig
5.	muss in Stufe 2	nicht förderbedürftig	förderbedürftig
6.	nicht förderbedürftig	-	nicht förderbedürftig
7.	muss in Stufe 2	nicht förderbedürftig	sprachtherapiebedürftig
8.	muss in Stufe 2	nicht förderbedürftig	nicht förderbedürftig
9.	muss in Stufe 2	nicht förderbedürftig	nicht förderbedürftig
10.	nicht förderbedürftig	-	förderbedürftig
11.	muss in Stufe 2	nicht förderbedürftig	sprachtherapiebedürftig
12.	muss in Stufe 2	nicht förderbedürftig	nicht förderbedürftig
13.	nicht förderbedürftig	-	förderbedürftig
14. (DaZ)	muss in Stufe 2	nicht förderbedürftig	förderbedürftig
15. (DaZ)	muss in Stufe 2	**braucht Sprachförderung**	sprachtherapiebedürftig
16. (DaZ)	muss in Stufe 2	nicht förderbedürftig	sprachtherapiebedürftig
17. (DaZ)	muss in Stufe 2	nicht förderbedürftig	sprachtherapiebedürftig
18.	nicht förderbedürftig	-	nicht förderbedürftig
19.	muss in Stufe 2	nicht förderbedürftig	sprachtherapiebedürftig
20.	muss in Stufe 2	nicht förderbedürftig	förderbedürftig
21.	muss in Stufe 2	nicht förderbedürftig	nicht förderbedürftig
Sonderfälle			
1.	muss in Stufe 2	nicht bekannt	Testabbruch
2.	muss in Stufe 2	nicht bekannt	Testabbruch

Fazit:
Nur bei 4 von 21 Kindern stimmen die Testergebnisse von Delfin 4 und dem SETK 3-5 überein.
Bei insgesamt 13 Kindern bescheinigte der SETK 3-5 einen Förder- oder sogar Therapiebedarf (übereinstimmend mit den Vorannahmen der Erzieherinnen). Nach Delfin 4 zeigte sich bei nur einem dieser Kinder ein Förderbedarf (Nr. 15).
Diese Ergebnisse sind alarmierend, da sie die Annahme bestätigen, dass das Verfahren Delfin 4 zahlreiche Kinder mit Förderbedarf nicht herausfiltert!

6.2 Interpretation der Ergebnisse

Die erste Auffälligkeit bei der Betrachtung des Gesamtergebnisses ist, dass laut SETK 3-5 acht der getesteten Kinder keinen Förderbedarf aufweisen. Delfin 4 filterte sieben nicht zu fördernde Kinder heraus. Diese Zahlen verwundern vorerst angesichts der Tatsache, dass nach Meinung der Kindergärtnerinnen bei allen Kindern ein potenzieller Förderbedarf bestand. Bei vier von Delfin 4 als sprachlich gut entwickelt eingestuften Kindern deckte sich das Ergebnis. Sie waren auch nach der Auswertung der Ergebnisse des SETK 3-5 nicht förderbedürftig. Bei insgesamt 14 Kindern ließ Delfin 4 noch keine endgültige Entscheidung über einen Sprachförderbedarf zu. Sie wurden zum vertiefenden Screening Besuch im Pfiffikushaus eingeladen. Vier dieser 14 Kinder hatten laut SETK 3-5 keinen Förderbedarf. Bei genauem Blick auf die Ergebnisse (Espig 2011) wird ersichtlich, dass drei von ihnen auch beim ersten Screening von Delfin 4 nur knapp den benötigten T-Wert (47,8) verpasst hatten, welcher eine altersgerechte Sprachentwicklung bescheinigt. Größer jedoch ist die Anzahl der Kinder, bei denen Delfin 4 nach dem ersten Teilscreening noch keine Aussage über eine Sprachförderung treffen konnte, welche aber laut SETK 3-5 förder- oder gar therapiebedürftig waren. Hierbei handelte es sich um zehn Kinder. Besonders erschreckte dabei der hohe Anteil von therapiebedürftigen Kindern (sieben). Daraus resultierend stellt sich die Frage, ob die Kriterien beider Screening-Stufen von Delfin 4 angemessen sind. Die Erfahrungen und die Befürchtungen der Kindergärtnerinnen wurden gleichermaßen eindrucksvoll bestätigt. Nur eines der 14 Kinder, welche am zweiten Screening teilnahmen, wurde von Delfin 4 als sprachförderbedürftig eingestuft. Die Erzieherinnen hingegen schätzten alle Kinder bereits vor der Erhebung als förderbedürftig ein.

6.3 Kinder mit Deutsch als Zweitsprache (DaZ)

Besonders überraschend ist dies vor allem dann, wenn man ausschließlich die Ergebnisse der vier Kinder fokussiert, die Deutsch als zweite Sprache (abgekürzt DaZ) erlernen (s. Tab. 4). Drei von ihnen hatten nach den Ergebnissen des zweiten Screenings von Delfin 4 keinen Förderbedarf. Dies deckt sich weder mit den Resultaten des ersten Screenings, welche deutlich zur roten Stufe tendiert hatten, so dass ein Förderbedarf angenommen werden konnte, noch mit den Vorannahmen der Kindergärtnerinnen (s. Tab 3, Kinder 14-17).

Auch die Auswertungen des SETK 3-5 bescheinigen, dass alle 4 DaZ-Kinder eine Sprachförderung benötigen. Bei drei der vier getesteten Kinder wurde sogar ein Therapiebedarf angezeigt. Dieses Ergebnis muss allerdings unter Vorbehalt betrachtet werden, da der SETK 3-5 kein gesondertes Verfahren zur Ermittlung eines Therapiebedarfs mehrsprachig aufwachsender Kinder darstellt.

Tabelle 4: Durchschnittlich erreichte T-Werte der DaZ-Kinder

DELFIN 4 STUFE 1		SETK 3-5	
Untertest	Ø T-Wert	Untertest	Ø T-Wert
Handlungsanweisungen ausführen	29,25	Verstehen von Sätzen	28
Kunstwörter nachsprechen	48	Phonologisches Gedächtnis für Nichtwörter	50,75
Sätze nachsprechen	38,25	Satzgedächtnis	24,5
Bildbeschreibung	41,75		
		Morphologische Regelbildung	29
		Gedächtnis für Wortfolgen	3,5
Fazit: Es zeigte sich deutlich, dass die DaZ-Kinder große Schwierigkeiten hatten, Anweisungen zu verstehen und Handlungen auszuführen. Das Nachsprechen von Kunstwörtern wurde am besten bewältigt. Die Ergebnisse sind sogar als überdurchschnittlich zu bewerten. Das Nachsprechen von Sätzen fiel sehr unterschiedlich aus. Hier schnitten die DaZ-Kinder bei Delfin 4 deutlich besser ab, als beim SETK 3-5. Der SETK 3-5 prüft zusätzlich die morphologische Regelbildung. Dabei zeigte sich bei allen DaZ-Kindern, dass auch hier große Schwierigkeiten bestehen.			

6.4   Einzelfallauswertung Leonore

Tabelle 5: Detaillierte Auswertung Leonore (s. Tab. 3: Nr. 4)
Alter zum Zeitpunkt der Vergleichstestung: 4, 3 Jahre

DELFIN 4 STUFE 1		SETK 3-5	
Untertest	T-Wert	Untertest	T-Wert
Handlungsanweisungen ausführen	42	Verstehen von Sätzen	26
Kunstwörter nachsprechen	29	Phonologisches Gedächtnis für Nichtwörter	32
Sätze nachsprechen	37	Satzgedächtnis	21
Bildbeschreibung	38		
		Morphologische Regelbildung	37
		Gedächtnis für Wortfolgen	2
Ergebnis: nicht eindeutig förderbedürftig		Ergebnis: therapiebedürftig	

Leonore ist laut Delfin 4 eines der Kinder, bei denen der erste Teil des Screenings noch nicht zweifelsfrei zeigen konnte, ob es eine Sprachförderung benötigt oder nicht. Der Durchschnitt ihrer T-Werte lag bei 36,5. Dieser Wert tendiert nach der Interpretation von Fried et al. (s. Tab. 2) zwar zu einer zusätzlichen Sprachförderung, jedoch sollte erst die zweite Stufe von Delfin 4 darüber entscheiden. Die Ergebnisse der Untertests zeigen, dass Leonore beim ersten Screening in drei Untertests unterdurchschnittliche Resultate erzielte. Lediglich der Untertest ‚Handlungsanweisungen ausführen' lag mit einem T-Wert von 42 knapp über dem von Fried et al. angegebenen Durchschnittswert. Angesichts dessen muss die Frage gestellt werden, weshalb für Leonore nicht eine sofortige Sprachförderung empfohlen wurde. Die Vorannahme der Kindergärtnerinnen, dass Leonore im zweiten Teil des Screenings besser abschneidet, bestätigte sich. Damit war Leonore laut Delfin 4 nicht sprachförderbedürftig.

Der SETK 3-5 hingegen fällt ein eindeutiges Urteil. Leonore ist laut der Ergebnisse der Untertests nicht nur förder-, sondern sogar therapiebedürftig. Im Untertest Verstehen von Sätzen zeigte Leonore keine altersgemäße Leistung. Sie konnte nur eine Handlungsanweisung richtig ausführen. Der erreichte T-Wert 26 lag weit unter dem Durchschnittswert ihrer Altersgenossen. Auch im Nachsprechen der Nichtwörter reichte die Anzahl der richtig reproduzierten Items nicht aus, um einen Testwert zu erreichen, der als durchschnittlich einzustufen war. Mit 32 lag er deutlich entfernt vom unteren Level des Durchschnittsbereichs (40). Der Untertest ‚Satzgedächtnis' fiel mit einem Testwert von 21 ebenfalls unterdurchschnittlich aus. Leonore erreichte lediglich einen Rohwert von 11. Die genaue Analyse dieses Untertests zeigte, dass Leonore keinen der Sätze vollständig memorieren konnte. Die maximale Anzahl richtig nachgesprochener Satzglieder betrug drei Wörter. Dies ließ darauf schließen, dass sich ihr Satzgedächtnis und ihre grammatischen Kenntnisse nicht auf dem Normalniveau von Kindern ihres Alters befinden. Im Untertest ‚morphologische Regelbildung' zeigte Leonore, dass sie von drei Wörtern den korrekten Plural bilden konnte. Im zweiten Teil des Untertests konnte sie keinen Plural eines Phantasiewortes bilden. Dies machte deutlich, dass sie die Regeln der Pluralbildung noch nicht verinnerlicht hat. Der erreichte Testwert von 37 in diesem Untertest war ebenfalls als unterdurchschnittlich einzuschätzen. Auch im Untertest Gedächtnisspanne für Wortfolgen lag die Anzahl der richtig wiederholten Wortfolgen mit zwei Wörtern unter dem Durchschnitt (drei).

Dieses konkrete Beispiel zeigt deutlich, wie unterschiedlich beide Testverfahren über die Leistungen eines Kindes urteilen. Während Delfin 4 keinen Förderbedarf indiziert, gibt der SETK 3-5 Leonore die klare Empfehlung, therapeutische Maßnahmen in einer sprachtherapeutischen Praxis in Anspruch zu nehmen, um eine Verbesserung der Sprachentwicklung bis zum Schulanfang anzustreben.

6.5 Sonderfälle

Während der Durchführung des SETK 3-5 gab es zwei besonders interessante und zugleich irritierende Testsituationen (s. Tab. 3: Sonderfälle). Zu beachten ist, dass beide Kinder im Gesamtergebnis der Untersuchung nicht auftauchen, da die Testung jeweils abgebrochen werden musste. Es handelte sich um Kinder, welche die deutsche Sprache als Zweitsprache erwerben. Beide wurden nach dem Screening ‚Besuch im Zoo‘ zur vertiefenden Screeningstufe von Delfin 4 eingeladen und sollten daher vergleichend mit dem SETK 3-5 auf ihre Sprachkenntnisse im Deutschen überprüft werden. Eine vergleichende Testung war jedoch in beiden Fällen nicht möglich. Die Kinder waren der deutschen Sprache nicht ausreichend mächtig, um die Anweisungen zu verstehen. Reaktionen auf die Aufgabenstellungen waren jeweils nur Kopfnicken oder bruchstückhaftes Nachsprechen der Instruktionen.

Besonders brisant ist der Fall des Jungen Denon: Er erreichte im Screening ‚Besuch im Zoo‘ einen Gesamtwert von 39,75. Dieser Wert genügte nach der Auswertungsmatrix von Delfin 4, um zum vertiefenden Verfahren eingeladen zu werden, zeigt also noch keinen eindeutigen Förderbedarf an. Bei genauer Betrachtung der Ergebnisse der Untertests fiel aber auf, dass Denon sämtliche Punkte in den Untertests ‚Kunstwörter nachsprechen‘ und ‚Sätze nachsprechen‘ sammeln konnte. Er sprach alle Kunstwörter richtig nach und erhielt knapp die Hälfte der möglichen Punkte im Nachsprechen von Sätzen. Dies zeigt auf dramatische Art und Weise, wie sich Denon darauf spezialisiert hat, Gesagtes erfolgreich zu imitieren. Sein Sprachverständnis hingegen ist mangelhaft. Diese Erkenntnis reichte jedoch nicht, um einen sofortigen Förderbedarf zu indizieren. Umso erstaunlicher ist, dass Denon auch den zweiten Teil von Delfin 4 knapp bestehen konnte und somit laut Delfin 4 ein nicht zu förderndes Kind ist.

7 Fazit

Die Ergebnisse der vergleichenden Testung sprechen eine deutliche Sprache. Zu konstatieren bleibt eine große Diskrepanz zwischen den Schlussfolgerungen, welche die beiden Screeningverfahren aus der Spracherhebung ziehen. Einem einzigen förderbedürftigen Kind (Delfin 4) stehen dreizehn potenziell zu fördernde Kinder (SETK 3-5) gegenüber. Sieben von ihnen haben einen Therapiebedarf, sechs sind förderbedürftig. Bei 21 Kindern, die beide Verfahren durchlaufen haben, können diese Zahlen nicht den Anspruch auf Repräsentativität haben. Dennoch ist eine sehr deutliche Tendenz abzulesen. Die Befürchtungen der Kindergärtnerinnen sind berechtigt. Die Hypothese, Delfin 4 decke nicht alle

Kinder mit sprachlichem Förderbedarf auf, trifft zumindest auf die während des Projektes getesteten Kinder in vollem Umfang zu.

Es bleibt festzuhalten, dass sich organisatorischer Aufwand und persönliche Hingabe der Kindergärtnerinnen nicht in zufrieden stellenden Resultaten niederschlagen. Es kann nicht im Sinne einer konstruktiven Sprachstandserhebung sein, möglichst viele Kinder als sprachlich unauffällig entwickelt einzustufen. Im Gegenteil haben diese Ergebnisse eine dramatische Folge: So bleibt Kindern, die eigentlich den Anschein erwecken, sprachförderbedürftig zu sein, nach einer negativen Testung durch Delfin 4 eine zusätzliche Unterstützung vorenthalten. Ziel einer solchen Erhebung sollte jedoch sein, die Sprachentwicklung der Kinder präzise zu verfolgen und bei Defiziten möglichst frühzeitig einzugreifen.

Die Ergebnisse dieser Untersuchung legen den Verdacht nahe, dass eine Überprüfung aller Kinder mit einem Screeningverfahren wie Delfin 4 insgesamt zu überdenken ist. Die Erzieherinnen in den Kindertagesstätten verfolgen die Entwicklung der Kinder aufmerksam und der vorliegenden Untersuchung nach sensitiver, als dies ein „objektives Testverfahren" tun kann. Belegt wird dies durch die Auswahl der Testgruppe, welche alleinig durch die Erzieherinnen erfolgte. Die getesteten Kinder waren mehrheitlich förder- bzw. therapiebedürftig. Dies zeigt, dass die Erzieherinnen vorsichtig und sensibel mit dem eminent wichtigen Thema Sprachentwicklung umgehen und dass in der Regel zu fördernde Kinder nicht unentdeckt bleiben.

Perspektivisch wäre ein Modell sinnvoll, wie es die Deutsche Gesellschaft für Sprachheilpädagogik (dgs) und der Deutsche Bundesverband der akademischen Sprachtherapeuten (dbs) vorschlagen. Sie befürworten eine in der Bundesrepublik homogen erfolgende Langzeitbeobachtung durch die Erzieherinnen in den Kindertageseinrichtungen. Geeignete Beobachtungsinstrumente seien SISMIK (speziell für Kinder mit Migrationshintergrund entwickelt, Ulich/Mayr 2003) und SELDAK (für Kinder mit Deutsch im Erstspracherwerb, Ulich/Mayr 2006). Kinder, die keine Kindertageseinrichtung besuchen oder bei denen der regelhafte Spracherwerb nicht eindeutig festgestellt werden kann, sollten an einer verpflichtenden Sprachstandserhebung teilnehmen. Dabei plädieren die Verbände dafür, bestehende personelle Ressourcen zu nutzen und ausgebildete Fachkräfte wie Sprachtherapeutinnen für die Sprachstandserhebungen einzusetzen (Internetquelle 4). Die Erfahrungen der vorgestellten Untersuchung können diese Empfehlung nachdrücklich bekräftigen. Mittlerweile ist die Sprachstandserhebung mit Delfin 4 in Sachsen-Anhalt für die Kindertagesstätten nicht mehr verpflichtend. Es bleibt zu hoffen, dass sich das Land für ein langfristiges Beobachtungsinstrument entscheidet, das den Einrichtungen erlaubt, frühzeitig sprachtherapeutische Fachkräfte hinzuzuziehen.

8 Literatur

Espig, Konstantin (2011): Delfin 4 in Sachsen-Anhalt: Interpretation der Delfin 4- Testergebnisse 2011. Bachelorarbeit Halle (Saale). (Mskr.).

Falgowski, Michael (2009): Aufregung um Delfin 4. In: mz-web.de. <http://www.mzweb.de/artikel?id=1246046534906> (23.05.2011)

Fried, Lilian (2009): Sprache – Sprachförderung – Sprachförderkompetenz. In: Ministerium für Generationen, Familie, Frauen und Integration des Landes Nordrhein-Westfalen: Kinder bilden Sprache – Sprache bildet Kinder. Sprachentwicklung und Sprachförderung in Kindertagesstätten. Waxmann Verlag Münster, 35-55.

Fried, Lilian / Briedigkeit, Eva / Isele, Patrick / Schunder, Rabea (2008a): Delfin 4. Screening Stufe 1. Besuch im Zoo & Stufe 2. Besuch im Pfiffikushaus. Ministerium für Gesundheit und Soziales des Landes Sachsen-Anhalt, Magdeburg.

Fried, Lilian / Briedigkeit, Eva / Isele, Patrick / Schunder, Rabea (2008b): Delfin 4 – Sprachförderorientierungen. Eine Handreichung. Ministerium für Familie, Kinder, Jugend, Kultur und Sport des Landes Nordrhein-Westfalen.

Fried, Lilian / Briedigkeit, Eva / Isele, Patrick / Schunder, Rabea (2008c): Durchführungsanleitung zur Stufe 1: Besuch im Zoo (BiZ). Ministerium für Familie, Kinder, Jugend, Kultur und Sport des Landes Nordrhein-Westfalen.

Fried, Lilian / Briedigkeit, Eva / Isele, Patrick / Schunder, Rabea (2009): Delfin 4 – Sprachkompetenzmodell und Messgüte eines Instrumentariums zur Diagnose, Förderung und Elternarbeit in Bezug auf die Sprachkompetenz vierjähriger Kinder. In: Götz, Margarete (Hg.): Zeitschrift für Grundschulforschung, Bildung im Elementar- und Primarbereich. 2. Jgg. H. 2 / 2009, 13-26.

Gräfe, Simone (2011): Delfin 4 in Sachsen-Anhalt: Befragung von Erzieherinnen zur Sprachstandserhebung und Sprachförderung 2011. Bachelorarbeit Halle (Saale). (Mskr.).

Grimm, Hannelore / Aktas, Maren / Frevert, Sabine (2010): SETK 3- 5. Sprachentwicklungstest für drei bis fünfjährige Kinder (3,0-5,11 Jahre). Diagnose von Sprachverarbeitungsfähigkeiten und auditiven Gedächtnisleistungen. Hogrefe Verlag Göttingen.

Lüdtke, Ulrike /Kallmeyer Kirsten (2007): Kritische Analyse ausgewählter Sprachstandserhebungsverfahren für Kinder vor Schuleintritt aus Sicht der Linguistik, Diagnostik und Mehrsprachigkeitsforschung. In: Deutsche Gesellschaft für Sprachheilpädagogik / Deutscher Bundesverband der akademischen Sprachtherapeuten (Hg.): Die Sprachheilarbeit. Jahrgang 52 (6). Verlage modernes Lernen Dortmund, 261-278.

Ulich, Michaela / Mayr, Toni (2003): SISMIK. Sprachverhalten und Interesse an Sprache bei Migrantenkindern in Kindertageseinrichtungen. Herder Verlag Freiburg.

Ulich, Michaela / Mayr, Toni (2006): SELDAK – Sprachverstehen und Interesse an Sprache bei Migrantenkindern in Kindertageseinrichtungen. Herder Verlag Freiburg.

Internetquellen
1. <http://www.bmbf.de/pubRD/migration_aktivitaeten.pdf> (28.05.2011)
2. <http://st.juris.de/st/SchulG_ST_2005_P37.htm> (27.05.2011)
3. <http://www.dbl-ev.de/index.php?id=1507&tx_ttnews[tt_news]=1182&cHash =d930aa8514> (27.05.2011)
4.<http://www.dbl-ev.de/fileadmin/media/1_eltern_patienten_etc/fuer_eltern/pospapier_ sprachstandserh.pdf> (17.09.2012)

Delfin 4 in Sachsen-Anhalt: Befragung von Erzieherinnen zur Sprachstandserhebung und Sprachförderung 2011

Simone Gräfe, Halle (Saale)

Die folgende Studie wurde anlässlich der Einführung des Sprachstandserhebungsverfahrens *Delfin 4* (Diagnostik, Elternarbeit und Förderung der Sprachkompetenz 4-Jähriger in NRW) in Sachsen-Anhalt durchgeführt. Im Rahmen einer Bachelorarbeit am Seminar für Sprechwissenschaft und Phonetik (Halle) wurde Delfin 4 mithilfe einer Fragebogenanalyse in seiner Durchführbarkeit und Aussagekraft durch Erzieherinnen in Halle eingeschätzt (Gräfe 2011). Die Dringlichkeit der Befragung ergab sich aus einer bisher fehlenden Evaluierung von Delfin 4 in Sachsen-Anhalt und der kritischen Betrachtung sprachtherapeutischer Verbände in Deutschland. Im Fokus der Untersuchung standen die Erzieherinnen, die mit der Durchsetzung von Delfin 4 betraut worden waren und deren Arbeitsalltag sich dadurch beträchtlich veränderte. Nach den Vorgaben des Ministeriums für Gesundheit und Soziales in Sachsen-Anhalt waren die Erzieherinnen bis 2012 verpflichtet, anhand eines vorgegebenen Testablaufs den Sprachstand der Kinder zwei Jahre vor der Einschulung zu überprüfen. Ausführlichere Erklärungen zum Aufbau und zur Durchführung von Delfin 4 liefert Espig (2011 und in diesem Band). Die im Screening auffällig gewordenen Kinder sollten anschließend nach konkreten Maßgaben gefördert werden. Infolge dessen waren die Erzieherinnen nach der Einführung von Delfin 4 aufgefordert, neues Wissen um Sprache und Sprachförderung zu erwerben und praktisch anzuwenden.

Die Ergebnisse der Fragebogenanalyse zeigten, dass circa die Hälfte der befragten Erzieherinnen mit Delfin 4 zufrieden ist. Jedoch signalisierten die Erzieherinnen besonders im Bereich der Förderung große Unsicherheiten und wünschten sich mehr Unterstützung durch sprachtherapeutische Fachkräfte. Weiterhin äußerte die überwiegende Mehrheit der Befragten Zweifel bezüglich der Aussagekraft von Delfin 4. Ihr Eindruck war, dass viele Kinder Delfin 4 bestehen, obwohl sie eindeutige Defizite in der sprachlichen Entwicklung aufweisen. Dies habe zur Folge, dass zahlreiche sprachauffällige Kinder keine gesonderte Sprachförderung erhalten (siehe auch Espig 2011 und in diesem Band).

1 Kritische Stellungnahme zu Delfin 4

Der Einsatz von Delfin 4 im Jahr 2007 in Nordrhein-Westfahlen löste nachhaltige Diskussionen aus (vgl. Eibeck (k.A.); Feldmann 2009; Lüdtke/Kallmeyer 2007). Erzieherinnen seien nicht dafür ausgebildet, den Sprachentwicklungsstand der vierjährigen Kinder hinreichend festzustellen. Ebenso könne durch die Sprachstandserhebung nicht geprüft werden, ob bei dem jeweiligen Kind eine Sprachentwicklungsstörung vorliegt oder nicht. Vor allem die sprachtherapeutischen Berufsverbände (Deutscher Bundesverband der akademischen Sprachtherapeuten und Deutscher Bundesverband der Logopäden) wiesen mehrfach auf die Gefahr hin, dass aufgrund der ausbleibenden Erfassung therapiebedürftiger Kinder ein solches Verfahren großen Schaden anrichten könne: Dort, wo früher Expertinnen der Sprachtherapie und Logopädie hinzugezogen wurden, um die Kinder fachkompetent und umfassend auf ihre sprachlichen Fähigkeiten hin zu untersuchen, würden die sprachlichen Fähigkeiten eines Kindes mit Hilfe eines groben Sprachscreening beurteilt, das von einer Erzieherin für vier Kinder gleichzeitig durchgeführt wird.

Auch das Fehlen von gesicherten Daten zur Güte von Delfin 4 wurde kritisiert (Lüdtke/Kallmeyer 2007, 269). In jedem Fall seien Zusatzkenntnisse für eine sorgfältige förderdiagnostische Interpretation der Testergebnisse erforderlich (ebd.). Außerdem wurde darauf hingewiesen, dass Kinder mit geringen Deutschkenntnissen den Anforderungen der Testaufgaben kaum gewachsen seien und es keine Vorgaben zu möglichen Testabbrüchen gebe (Feldmann 2007). Positiv wurden allerdings der relativ frühe Erhebungszeitpunkt und das zweistufige Konzept, welchem Delfin 4 unterliegt, bewertet (Lüdtke/Kallmeyer 2007, 274).

Bei der Einführung von Delfin 4 in Sachsen-Anhalt wurden von den Mitarbeiterinnen vieler Kindertagesstätten Schwierigkeiten in Bezug auf den zeitlichen und personellen Rahmen diskutiert (Falgowski 2009). Die Erzieherinnen sahen vor allem die kleineren Einrichtungen benachteiligt, da diese kaum Personal für die Zusatzaufgaben bereitstellen könnten. Dies betreffe vor allem die zeitaufwändige Sprachförderung. Zudem bestehe die Gefahr, dass die Eltern der Kinder sich zu sehr auf die Sprachförderung in den Kindertagesstätten verlassen und ihre eigene sprachliche Vorbildfunktion in den Hintergrund stellen würden.

2 Fragestellung

Aus der beschriebenen Problemdiskussion ergab sich für die Fragebogenerhebung folgende leitende Fragestellung:

• Wie schätzen Erzieherinnen ihre Arbeit mit den Sprachtests und der Sprachförderung von Delfin 4 ein?

Daraus leiteten sich folgende Detailfragen ab:

1. Fühlen sich die Erzieherinnen auf die Arbeit mit Delfin 4 gut vorbereitet?
2. Wie schätzen sie das Testmaterial in der Durchführung und die Testergebnisse in der Auswertung ein?
3. Welche Erfahrungen gibt es mit der Delfin 4-Sprachförderung?
4. Wird eine weitere Unterstützung für die Durchführung von Test und Sprachförderung benötigt?

3 Hypothesen

Zum Zeitpunkt der Bachelorarbeit lagen noch keine Evaluationen zu Delfin 4 in Sachsen-Anhalt vor. Resultierend aus Fachgesprächen mit Erzieherinnen und Beraterinnen von Kindertagesstätten in Halle konnten für die Untersuchung folgende Hypothesen zur Einschätzung von Delfin 4 formuliert werden:

• Ein Großteil der Erzieherinnen fühlt sich auch nach der Teilnahme einer Schulung für die praktische Arbeit mit Delfin 4 nicht ausreichend vorbereitet.
• Ein Großteil der Erzieherinnen ist mit Delfin 4 als Sprachstandserhebungsverfahren eher unzufrieden.
• Ein Großteil der Erzieherinnen wünscht sich für die Durchführung und Auswertung der Delfin 4-Tests Unterstützung.
• Nach Einschätzung der Erzieherinnen gibt es Kinder, die in den Testergebnissen keinen Sprachförderbedarf anzeigen, in Spontansprachsituationen jedoch deutliche Probleme im Vergleich zu ihren Altersgenossen aufweisen.
• Die von Delfin 4 vorgeschriebene Sprachförderung kann nur teilweise umgesetzt werden.
• Ein Großteil der Erzieherinnen wünscht sich für die Delfin 4-Sprachförderung Unterstützung.

4   Methodik

Zur Erhebung der Daten wurde ein teilstandardisierter Fragebogen konzipiert, der folgende Teilbereiche von Delfin 4 berücksichtigt:

- die Schulung
- den Sprachtest (Durchführung und Auswertung)
- die Sprachförderung.

Der Fertigstellung des Fragebogens ging ein diskursintensiver Arbeitsprozess voraus. In Vorgesprächen berichteten Erzieherinnen meist ausführlich über ihre Erfahrungen mit Delfin 4 und machten auf organisatorische und zeitliche Probleme während der Testphasen aufmerksam. Weiterhin konnte ich in einigen Testsituationen hospitieren und mir einen Eindruck über den Ablauf der Testungen verschaffen. Die Teilnahme an einer Schulung zu Delfin 4 ermöglichte mir die theoretische Auseinandersetzung mit dem Testmaterial und dessen praxisnahe Erprobung. Die praktischen Erfahrungen aus der Schulung, die subjektiven Beobachtungen der Testsituationen und die Berichte der Erzieherinnen dienten als Impulse für wichtige Fragestellungen und thematische Schwerpunkte der Analyse.

Als Befragte für die vorliegende Untersuchung wurden diejenigen Erzieherinnen der Stadt Halle bestimmt, welche die Sprachstandserhebung und Sprachförderung mit Delfin 4 aktiv durchgeführt haben. Ausgewählte Einrichtungen zweier großer Träger der Kindertagestätten in Halle nahmen an der Befragung teil: ‚Eigenbetrieb Kindertagesstätten‘ und ‚SKV Kita gGmbH‘. Ebenso beteiligten sich folgende freie Kindertagestätten an der Befragung: die Kindertagesstätte ‚Onkel Uhu‘ und die ‚Kindertagesstätte der evangelischen Stadtmission Halle e.V.‘. Insgesamt wurden 112 Fragebögen an die Kindertagesstätten verteilt. Für das Ausfüllen der Fragebögen waren zwei Wochen veranschlagt. Von den 112 verteilten Fragebögen wurden 79 zurückgeschickt. Dies stellt ein annehmbares Rücklaufergebnis von circa 70 % dar. Die erhobenen Daten wurden mit dem Programm *Excel* zusammengefasst, ausgewertet und bildhaft dargestellt. Nicht alle Fragen beantworteten die Erzieherinnen zu gleichen Teilen, so dass die Anzahl der Befragten in der Ergebnisdarstellung schwankt.

5   Ausgewählte Ergebnisse der Befragung

Zur Veranschaulichung werden neben der schriftlichen Ergebnisinterpretation Diagramme verwendet, die die genaue Verteilung der Datensätze verdeutlichen.

Die vollständige Anzahl der Tabellen und Diagramme und weitere Ergebnisse sind bei Gräfe (2011) zu finden.

5.1 Delfin 4-Schulung

Der Befragung zu Folge fühlten sich 59 von 71 Erzieherinnen nach der Teilnahme einer Schulung für die praktische Arbeit mit Delfin 4 gut vorbereitet. Ebenso wurden die Schulungen von der Mehrheit der befragten Erzieherinnen nachweislich positiv bewertet. Allerdings ließ sich feststellen, dass es keine einheitlichen Rahmenbedingungen für die Schulungsinhalte und -zeiträume gibt.

5.2 Delfin 4-Sprachtest (Durchführung und Auswertung)

Allgemeine Zufriedenheit
37 der 69 befragten Erzieherinnen zeigten sich mit Delfin 4 als Sprachtest zufrieden. 32 Befragte äußerten sich Delfin 4 gegenüber kritisch. Am häufigsten wurden die Bewertungsmaßstäbe der Delfin 4-Untertests kritisiert und von 19 Erzieherinnen als unzuverlässig beschrieben. Sieben Erzieherinnen gaben an, dass die persönlichen Bedingungen der Kinder, wie beispielsweise das fehlende Vertrauensverhältnis zu einer fremden Testleiterin, nicht berücksichtigt werden. Dies äußerte sich sowohl in der Testsituation als auch im Testergebnis negativ. Vier Erzieherinnen bemängelten, dass Delfin 4 nicht alle sprachlichen Bereiche der Kinder erfasst. Allerdings erläuterten sie nicht genauer, welche sprachlichen Bereiche gemeint sind. Weitere vier Erzieherinnen kritisierten ganz konkret eine fehlende Einschätzung der Aussprache der Kinder.

Wunsch nach Unterstützung durch sprachtherapeutische Fachkräfte
31 der 75 Befragten wünschten sich zusätzliche Unterstützung bei der Durchführung und Auswertung der Tests. Als unterstützendes Personal kommen laut Angaben der Erzieherinnen vor allem sprachtherapeutische Fachkräfte in Frage. Genaue Angaben zu den gewünschten Fachpersonen zur Unterstützung können der folgenden Abbildung 1 entnommen werden. Da den Befragten Mehrfachantworten zur Verfügung standen, übersteigt die Stimmanzahl im Kreisdiagramm die der befragten Personen.

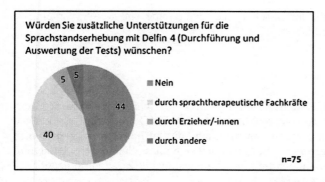

Würden Sie zusätzliche Unterstützungen für die
Sprachstandserhebung mit Delfin 4 (Durchführung und
Auswertung der Tests) wünschen?

5 5

44

40

▓ Nein

▓ durch sprachtherapeutische Fachkräfte

▓ durch Erzieher/-innen

▓ durch andere

n=75

Abb.1 Unterstützung für die Sprachstandserhebung (Gräfe 2011)

Aussagekraft von Delfin 4
Nach Einschätzung nahezu aller befragten Erzieherinnen (72 von 77) gibt es
Kinder, die den Testergebnissen von Delfin 4 nach unauffällig sind, jedoch deutliche sprachliche Auffälligkeiten zeigen. Diesem Ergebnis nach muss die Aussagekraft des Testverfahrens als alarmierend gering eingeschätzt werden. Eine
vergleichende Untersuchung von Delfin 4 mit dem SETK 3-5 (Espig 2011 und
in diesem Band) stützt diese Aussage. Demnach zeigt der SETK 3-5 weitaus
mehr Kinder als förderbedürftig an als das Screening Delfin 4.

An dieser Stelle sei auf die Ergebnisse der ‚VEB'-Fragebogenaktion in Nord-
rheinWestfahlen aus dem Jahr 2007 hingewiesen (Feldmann 2007, 12), welche
bezüglich dieser Fragestellung zu einer anderen Aussage gelangten:

> „89,5 Prozent der Befragten geben an, dass das Ergebnis des Kurzscreenings
> mit der Beurteilung der sprachlichen Fähigkeiten in den Kindertageseinrichtun-
> gen übereinstimmt. Die 10,5 Prozent abweichenden Ergebnisse werden in der
> Regel damit begründet, dass Kinder, die vorab als unauffällig in ihrer Sprach-
> entwicklung eingeschätzt wurden, den Test verweigerten. Auch wird in diesem
> Zusammenhang von Kindern berichtet, die in logopädischer Therapie sind,
> durch das Kurzscreening jedoch als unauffällig eingestuft werden."

5.3 Delfin 4-Sprachförderung

Bereits in vorangegangenen persönlichen Gesprächen mit den Erzieherinnen
wurde die Unsicherheit in der exakten Planung und Durchführung von Sprach-
fördereinheiten im Rahmen von Delfin 4 deutlich. Die Untersuchung zeigte,

dass sich 27 von 53 befragten Erzieherinnen unsicher fühlen, einen Sprachför-
derplan im Rahmen von Delfin 4 korrekt zu erstellen. 41 von 71 Erzieherinnen
gaben an, dass die Förderung nach Delfin 4-Richtlinien ohne eine zusätzliche
Schulung schwierig ist. Weitere 22 Erzieherinnen stimmten dieser Aussage teilweise zu. Die alleinige Handreichung der Delfin 4-Sprachförderorientierung
reicht demzufolge nicht aus.

Weitere Ergebnisse der Befragung zeigten, dass die Erzieherinnen nur bedingt
einschätzen konnten, ob sich die sprachliche Förderung durch den Einsatz des
Delfin 4 Förderplans verbessert hat. 30 von 61 befragten Erzieherinnen gaben
an, dass sich die sprachliche Förderung durch Delfin 4 zum Teil verbessert habe,
die inhaltliche Planung streng nach den Vorgaben von Delfin 4 habe jedoch
nicht konsequent durchgehalten werden können. Besonders die Erzieherinnen
freier Kindertagesstätten nahmen keine oder nur eine sehr geringe Verbesserung
aufgrund der sprachlichen Förderung wahr. Insgesamt fiel es den Erzieherinnen
schwer, eindeutige Tendenzen und Ergebnisse der Delfin 4-Sprachförderung zu
erkennen und die tatsächliche Wirksamkeit ausreichend zu reflektieren. Laut
Angaben der Erzieherinnen findet die zusätzliche, nicht alltagsintegrierte
Sprachförderung der Kinder in Kleingruppen zwar größtenteils statt, jedoch
konnten der Befragung keine genauen inhaltlichen Angaben bezüglich der
Sprachförderung entnommen werden.

Wunsch nach Unterstützung durch sprachtherapeutische Fachkräfte
63 von 69 befragten Erzieherinnen wünschten sich für die Sprachförderung Unterstützung, bestenfalls durch sprachtherapeutische Fachkräfte (vgl. Abb. 2). Als
weitere Berufsgruppen, die unterstützend wirken können, wurden von den Erzieherinnen Ergotherapeuten und Sensorische Integrationstherapeuten vorgeschlagen. Ebenso könne die Sprachförderung durch mehr Personal in den Kindertagesstätten und durch mehr Ganztagesplätze für die Kinder abgedeckt werden. Einige Erzieherinnen wünschten sich die komplette Übernahme der Förderung durch externe Fachkräfte. Auch bei dieser Frage waren Mehrfachantworten
möglich und die Befragten konnten persönliche Wünsche ergänzen.

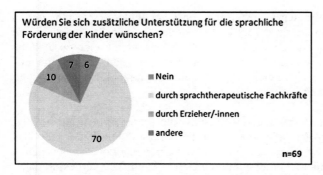

Würden Sie sich zusätzliche Unterstützung für die sprachliche
Förderung der Kinder wünschen?

- Nein
- durch sprachtherapeutische Fachkräfte
- durch Erzieher/-innen
- andere

n=69

Abb.2 Unterstützung für sprachliche Förderung (Gräfe 2011)

6 Diskussion

Im Folgenden werden die ausgewählten Ergebnisse mit den eingangs erstellten
Hypothesen verglichen:

- Hypothese 1 wurde nicht verifiziert. Die überwiegende Mehrheit der Erzieherinnen fühlte sich nach der Teilnahme einer Schulung für die praktische Arbeit mit Delfin 4 gut vorbereitet. Die Schulungen wurden nachweislich positiv bewertet.
- Hypothese 2 trifft zum Teil zu: Knapp über die Hälfte der befragten Erzieherinnen gab an, mit Delfin 4 als Sprachstandserhebungsverfahren zufrieden zu sein.
- Hypothese 3 trifft ebenfalls zum Teil zu: Etwas weniger als die Hälfte der
  Erzieherinnen wünschte sich für die Durchführung und Auswertung der
  Delfin 4-Tests Unterstützung. Vor allem wurden sprachtherapeutische
  Fachkräfte bevorzugt.
- Hypothese 4 wurde durch die Untersuchung fast vollständig verifiziert:
  Nahezu alle Erzieherinnen gaben an, dass Delfin 4 oftmals förderbedürftige Kinder als unauffällig einstuft.
- Hypothese 5 trifft zum Teil zu: Nach Angaben der Erzieherinnen konnte
  die Sprachförderung zwar durchgeführt werden, allerdings wurden nur
  ungenaue Angaben über die Förderinhalte, Zeiträume und Wirksamkeit
  gemacht. Zum Zeitpunkt der Befragung gaben die Erzieherinnen an, vor
  allem bezüglich der Planung und Umsetzung von Förderinhalten sehr unsicher zu sein.

- Hypothese 6 wurde durch die Untersuchung verifiziert: Die überwiegende Mehrheit der Erzieherinnen wünschte sich für die Sprachförderung mit Delfin 4 Unterstützung.

7 Fazit

Die Ergebnisse der Befragung konnten aufzeigen, welche Probleme innerhalb der Arbeit mit Delfin 4 in Sachsen-Anhalt bestanden haben. Es stellt sich generell die Frage, ob ein Sprachstandserhebungsverfahren wie Delfin 4 überhaupt notwendig und angemessen ist. Denn die Untersuchung von Espig (2011 und in diesem Band) zeigt, dass die Erzieherinnen durchaus in der Lage sind, die sprachliche Entwicklung der von ihnen betreuten Kinder hinreichend einzuschätzen. Eine genaue Überprüfung sprachlicher Auffälligkeiten kann jedoch nur von sprachtherapeutischen Fachkräften vorgenommen werden. Ebenso kann nur mittels sprachdiagnostischer Instrumentarien Sprachförderbedarf von Sprachtherapiebedarf unterschieden werden. Aufgabe der Erzieherinnen ist jedoch, Risikokinder frühzeitig zu entdecken und deren Eltern zu informieren, damit diese Kinder sprachdiagnostisch überprüft werden können.

Nach Ansicht der befragten Erzieherinnen könnte die Sprachförderung in der Kita von der Unterstützung durch Sprachtherapeuten und Logopäden profitieren. Insgesamt stieß die Einführung der Sprachstandserhebung und Sprachförderung vierjähriger Kinder mehrheitlich auf eine positive Grundeinstellung. Offen bleibt, ob diese generell positive Einstellung der Erzieherinnen wirklich mit der Einführung von Delfin 4 verbunden ist. Zu vermuten ist eher, dass durch die dadurch notwendige Beschäftigung mit Sprachtestung und -förderung generell die kindliche Sprachentwicklung zu einem wichtigen Thema der erzieherischen Arbeit in der Kita wurde.

Es bleibt zu hoffen, dass trotz der Abschaffung der verpflichtenden Durchführung von Delfin 4 in Sachsen-Anhalt diese Sensibilität gegenüber der kindlichen Sprachentwicklung und ihren Problemen erhalten bleibt und weiterhin eine fachliche Unterstützung findet.

8 Literaturverzeichnis

Espig, Konstantin (2011): Delfin 4 in Sachsen-Anhalt: Interpretation der Delfin 4-Testergebnisse 2011. Bachelorarbeit Halle (Saale). (Mskr.).
Eibeck, Bernhard (k.A.): Sprachtests in NRW. Wer das Sprechen verbietet, kann Sprache nicht fördern.

<http://www.gew-nrw.de/uploads/tx_files/Eibeck-Delfin4.pdf> (22.05.2011)

Falgowski, Michael (2009): Aufregung um Delfin 4. In: mz-web.de. <http://www.mz-web.de/artikel?id=1246046534906> (23.05.2011)

Feldmann, Doris (2007): Delfin 4 macht sprachlos. In: Schule heute. Zeitschrift des Verbandes Bildung und Erziehung. Wege in den Lehrerberuf Band 5, 47. Jahrgang. 11-12 <http://www.vbe-nrw.de/downloads/PDF%20Dokumente/sh0507.pdf> (22.05.2011)

Fried, Lilian (2009): Delfin 4 Sprachförderorientierungen - Eine Handreichung. Ministerium für Gesundheit und Soziales des Landes Sachsen-Anhalt.

Gräfe, Simone (2011): Delfin 4 in Sachsen-Anhalt: Befragung von Erzieher/-innen zur Sprachstandserhebung und Sprachförderung. Bachelorarbeit Halle (Saale). (Mskr.).

Lüdtke, Ulrike /Kallmeyer Kirsten (2007): Kritische Analyse ausgewählter Sprachstandserhebungsverfahren für Kinder vor Schuleintritt aus Sicht der Linguistik, Diagnostik und Mehrsprachigkeitsforschung. In: Deutsche Gesellschaft für Sprachheilpädagogik / Deutscher Bundesverband der akademischen Sprachtherapeuten (Hg.): Die Sprachheilarbeit. Jahrgang 52 (6). Verlage modernes Lernen Dortmund, 261-278.

Mythen und Legenden rund um die Sprachförderung - Erfahrungen aus einer gewachsenen Kooperation

Franziska Kreutzer und Stephanie Kurtenbach, Halle (Saale)

Seit 2010 besteht zwischen dem Eigenbetrieb Kindertagesstätten der Stadt Halle und dem Seminar für Sprechwissenschaft und Phonetik eine Kooperation zum Thema Sprachförderung in Kindertagesstätten. In dieser Kooperation werden sowohl Kommunikationsanalysen durchgeführt als auch Schulungen für Erzieherinnen konzipiert und evaluiert. Dieser Artikel zieht eine Bilanz der gemeinsamen Erfahrungen aus dieser Kooperation und entzaubert zugleich einige Mythen und Legenden um das Thema Sprachförderung im Elementarbereich.

1 Der Eigenbetrieb Kindertagesstätten Halle als Projekt- Partner der Sprechwissenschaft

Der Eigenbetrieb Kindertagesstätten der Stadt Halle ist der größte Kita-Träger der Stadt mit 5300 Kindern (Durchschnittswert 2012) und 650 Erzieherinnen. Diese Struktur bietet ein hinreichend großes und heterogenes Untersuchungsfeld und ermöglicht aussagekräftige Antworten auf wissenschaftliche Fragestellungen.

Die Zusammenarbeit begann 2010 mit dem gemeinsamen Projekt *„Kinderleicht sprechen - Sprachförderung mit Sprechwissenschaftlerinnen in Kitas"*. Im Rahmen eines Seminars des Master-Studiengangs Sprechwissenschaft wurde das Weiterbildungskonzept „Kinderleicht sprechen" für Kita-Teams entwickelt. Inhalt dieser Schulung ist die Sprachförderung in der Kita für Kinder von 0-6 Jahren. Die Studierenden hatten die Möglichkeit, unter der fachlichen Leitung der Projektpartner erste Praxiserprobungen in Form von Schulungen und der praktischen Begleitung der Erzieherinnen durchzuführen. Der Eigenbetrieb Kindertagesstätten profitierte vom wissenschaftlichen Know How der Universität und von der Möglichkeit, zwei Kita-Teams durch eine ganze Schulungsgruppe von

Studierenden intensiv mit Themen rund um die alltagsintegrierte Sprachförderung vertraut zu machen.

Aufgrund der positiven gemeinsamen Erfahrungen, die neben den Projektpartnern vor allem die Studierenden und Erzieherinnen machen konnten, entstand 2011 das Folgeprojekt *„Kinderleicht sprechen von Anfang an - Teamschulung für den Krippenbereich"*. Dieses Folgeprojekt befasste sich inhaltlich mit der Kommunikationsförderung und dem Bindungsaufbau in den ersten drei Lebensjahren. Die inhaltliche Grundlage dieses Schulungskonzeptes bildete die „Frühe Dialogtherapie" von Kurtenbach (2011).

Mittlerweile schon von beiden Projektpartnern als Tradition empfunden, startete 2012 ein drittes Projekt, das wieder für den Krippenbereich vorbereitet wurde, jedoch viel stärker den praktischen Bezug zu den Einrichtungen und dem Kita-Alltag suchte. Für dieses Projekt konnte als zweiter Träger der Stadt Halle die SKV Kita gGmbH gewonnen werden, aus deren Einrichtungen mehrere Erzieherinnen an den Schulungen teilnahmen.

Aus den Erfahrungen der bisherigen Projekte wurde deutlich, dass vor allem die Umsetzung der erlernten Sprachförderstrategien im Kita-Alltag und das intensive Reflektieren des eigenen kommunikativen Verhaltens für die Erzieherinnen eine große Herausforderung darstellen und erst eine intensive Begleitung der Erzieherinnen im Alltagsgeschehen pädagogische Reflexion und Üben ermöglicht. Um die große Diskrepanz zwischen theoriegeleitetem Wissen und praktischer Umsetzung zu überwinden, stellte sich das Projekt *„Kinderleicht Sprechen von Anfang an - Erzieherinnen und Studierende als Tandempartner"* die Aufgabe, gemeinsam in den Einrichtungen die vermittelten Strategien über einen längeren Zeitraum zu erproben und zu reflektieren. Durch das Erleben des Kita-Alltags mit all seinen Herausforderungen konnten Erzieherinnen und Studierende in Zweierteams Kommunikationssituationen mit Kindern reflektierend wahrnehmen und analysieren. Das Arbeiten in diesen kleinen Teams erlaubte eine intensive Auseinandersetzung mit dem Thema „frühe Sprachförderung" in einer vertrauten Atmosphäre. Es bot die Chance, auf festgefahrene Routinen aufmerksam zu werden und diese bewusst zu verändern. Außerdem ermöglichte diese Art der Teambildung einen gegenseitigen Perspektivenwechsel. Beide Partner, sowohl Studierende als auch pädagogische Fachkräfte, agierten sowohl als Experten der Theorie als auch der Praxis. Dies stärkte besonders die Kita-Teams in ihrer Fachkompetenz und ermöglichte den Studierenden, nicht nur eine Schulung durchzuführen, sondern selbst die anspruchsvolle Sprachförderrolle auszuprobieren.

Ertrag dieser Projekte bilden Schulungsmaterialen, Orientierungsleitfäden für die Erzieherinnen wie auch ein Beobachtungsinstrument zur Einschätzung der frühen kommunikativen Fähigkeiten für den Krippenbereich (Beo 0-3).

Das große gemeinsame Interesse der Projektpartner, die Sprachförderkompetenz (vgl. Fried 2008) und die pädagogische Professionalität der Erzieherinnen im Hinblick auf sprachbildende Prozesse zu erhöhen, wirft immer wieder neue Fragen auf, die in Form von empirischen Untersuchungen geklärt werden:

- Was macht ein sprachförderliches Verhalten von Erzieherinnen aus?
- Welche Rolle spielt dabei der Sprechausdruck?
- Bringt eine Schulung nachweisbare Effekte?
- Welchen sprachförderlichen Charakter haben Gesprächskreise?
- Ist eine Sprachstandserhebung wie Delfin 4 sinnvoll?
- Wie gehen Erzieherinnen mit Spachfördermaterialien um?

Einige dieser Untersuchungen werden im vorliegenden Band vorgestellt.

Im Rahmen der Kooperation entwickelte sich zudem eine überregionale und fachpolitische Arbeit der Projektpartner. So stehen sie gemeinsam mit dem Ambulatorium für Sprachtherapie der Martin-Luther-Universität (Prof. Dr. Christa Schlenker-Schulte) dem Institut „Bildung elementar" (Prof. Dr. Ursula Rabe-Kleberg) beratend zur Seite, um die Sprachförderung auch langfristig in dem Bildungsplan und in den Gesetzen des Landes Sachsen-Anhalt zu etablieren.

2 Acht Mythen und Legenden rund um die Sprachförderung

Jede Erzieherin wird bestätigen, dass das Thema ‚Sprachförderung' in den Kindertagesstätten und Krippen schon immer eine Rolle spielte, aber es bekam in Sachsen-Anhalt mit der Einführung der Sprachstandserhebung und den Förderorientierungen nach Delfin 4 eine besondere Aufmerksamkeit. Per Gesetz waren 2010 bis 2012 „Tageseinrichtungen […] verpflichtet, bei den von ihnen betreuten Kindern den Sprachstand festzustellen und, soweit erforderlich, Sprachförderung im letzten Jahr vor der Einschulung durchzuführen" (§5Abs. 2a-d KiFöG). Die Diskussion um das Sprachstandsverfahren selbst soll hier außer Acht gelassen werden (vgl. hierzu den Beitrag von Espig in diesem Band). Ebenso kontrovers wie der Test an sich wurde die Sprachförderung dieses Programms diskutiert. Die Sprachförderorientierungen Delfin 4 könnten eine gute Stütze für die Umsetzung sein, wurden von Erzieherinnen jedoch selten wahrgenommen und kaum für die Sprachförderung genutzt. Dies zeigt auf eindrucksvolle Weise eine Untersuchung von Gräfe (in diesem Band). Es muss bedacht werden, dass die

Erzieherinnen-Ausbildung immer noch kein Studium ist, sondern zumeist ein praktisch angelegter Lehrberuf. Die umfangreiche Fachliteratur zur Sprachförderung entfernt sich aber erst langsam von sprachtherapeutischen und sprachwissenschaftlichen Grundprinzipien, um sich an pädagogischen Leitgedanken und ko-konstruktivistischen Ansätzen zu orientieren. Noch überwinden zu wenige Erzieherinnen die Hürde, Fachliteratur als Wegbegleiter des Berufes wahrzunehmen, und noch betreffen nur wenige Veröffentlichungen die Realität des Kita-Alltages. In der Praxis fühlen sich viele Erzieherinnen darum alleingelassen mit ihren Fragen zur praktischen Umsetzung der Sprachförderung (vgl. Gräfe in diesem Band):

• Welche Gelegenheiten eignen sich für die Sprachförderung?
• Wie und mit welchen Materialien soll ich fördern?
• Was muss ich über Sprachförderung wissen?
• Welche Erwartungen sind an die Förderung geknüpft und welches Ergebnis soll am Ende stehen?

Aber nicht nur das Gesetz (§5Abs.2a-d KiFöG) wiegt schwer, auch die Forschung zur Sprachförderung verlagert einen Großteil der Verantwortung für die Sprachentwicklung der Kinder aus den Schulen und Elternhäusern in die Krippen und Kindergärten. Die Qualität der frühkindlichen sprachlichen Bildung in Kitas hat einen entscheidenden Einfluss auf die Entwicklung der sprachlichen Kompetenz der Kinder und ist somit auch ausschlaggebend für die Entwicklung ihrer kognitiven und sozialen Entwicklung (Tietze 1998, 332; Lüdtke/Kallmeyer 2007, 262; Anders 2013, 11).

Der Begriff der Sprachförderung in Abgrenzung zur Therapie oder auch zur allgemeinen Sprachanregung bzw. Sprachbildung (zum Begriff der Sprachbildung vgl. Niedersächsisches Kultusministerium 2011) wird insbesondere durch die Diskussion über die Sprachförderung in den Kitas und über die Stellungnahmen und Positionierungen sprachtherapeutischer Verbände (De Langen-Müller 2012) immer genauer definiert. Aber die Definitionen differieren noch recht stark und insbesondere in der praktischen Arbeit zeigt sich, dass der Begriff der Sprachförderung für die Erzieherinnen unklar bleibt.

All das erklärt, warum in der praktischen Arbeit in den Kindertageseinrichtungen immer noch „Legenden und Mythen der Sprachförderung" kursieren. Sie enthalten meist ein Fünkchen Wahrheit, aber auch viel ausschmückende freie Deutung, für die sich keine fachliche Begründung findet. Im Folgenden wird daher versucht, mithilfe der bisherigen Forschungserkenntnisse wie auch aus den Erfahrungen der gemeinsamen Projekte, diese Mythen zu beleuchten und auf deren Wahrheitsgehalt zu prüfen.

2.1 „Sprache fördern, das machen wir schon..."

Es wird kaum eine Kita geben, die dies nicht von sich behaupten kann. Und trotzdem schießen Seminare, Projekte und Fachbücher zu dieser Thematik wie Pilze aus dem Boden. Gibt es hier ein Missverhältnis zwischen Angebot und Nachfrage? Sicherlich nicht, denn die Antwort auf die Frage, ob Sprachbildung und Sprachförderung in einer Kita etabliert ist, steckt im Detail und verbirgt sich zum Beispiel hinter den folgenden Fragestellungen:

- Was ist Sprachförderung und welche Unterschiede bestehen zwischen Sprachbildung, Sprachförderung und schließlich Sprachtherapie?
- Was meinen Erzieherinnen mit der Aussage „Sprache fördern, das machen wir schon!" konkret?
- Welche Strategien zur Selbstreflexion nutzen Erzieherinnen und Kitas, um dies auch abzusichern?

2.1.1 Unterschiede zwischen Sprachbildung, Sprachförderung und Sprachtherapie

Definitionen und Abgrenzungen dieser Begriffe findet man beinahe ausschließlich in Fachliteratur aus dem sprachwissenschaftlichen, linguistischen und sprachtherapeutischen Feld. Dadurch lässt sich auch erklären, dass der Schwerpunkt immer in der Abgrenzung zur Therapie gesetzt wird (vgl. de Langen-Müller 2012). Doch auch hier beantworten die Fachautoren häufig nicht die Fragen der pädagogischen Praxis. Erzieherinnen sind keine sprachtherapeutischen Fachkräfte und zeigen aus der Erfahrung selten ein Ansinnen, in den Einrichtungen diagnostisch oder therapeutisch zu arbeiten oder gar ihre Arbeit als „Heilmittel" zu verstehen. Zudem würde diese Haltung ihrem pädagogischen Ansatz widersprechen, welcher die Kinder als aktive und kompetente Lerner begreift und sie ressourcenorientiert betrachten möchte (vgl. Bildungsprogramm Sachsen-Anhalt „Bildung elementar- Bildung von Anfang an). Begriffsdifferenzierungen, welche ausschließlich die Grenze von Therapie und Sprachförderung definieren, sind daher nicht ausreichend für die Kita-Praxis. Die Praxis zeigt, dass Erzieherinnen schnell ihre Grenzen spüren und oft auch zu schnell die gesamte Verantwortung an die einmal pro Woche stattfindende 45-minütige Sprachtherapie abgeben, obwohl sie das Kind im vertrauten Kita-Alltag täglich wirksam und therapiebegleitend unterstützen könnten. Diese Tendenz, Förderverantwortung auszulagern, beschreiben auch Demikaya und Gültekin-Karakoc in ihrem Abschlussbericht „Miki. Wissenschaftliche Begleitforschung der vorschulischen Sprachförderung für Kinder mit Migrationshintergrund in Bielefeld

(2010)" und empfehlen, „Tendenzen zur Exklusion der Spracharbeit aus dem Kita-Alltag sollte frühzeitig und durchgängig entgegengewirkt werden" (ebd. 390).

Viel wichtiger als die Abgrenzung zur Therapie sind die Begriffsbildung und Definition dessen, was regulär in den Einrichtungen stattfinden soll. Welche Aufgabe also wird an die Erzieherinnen durch eine gesetzlich verordnete pädagogische Sprachförderung und Sprachbildung gestellt?

Sprachbildung / Sprachanregung
Sprachliche Bildung ist keine losgelöste Aufgabe, keine herausgehobene kompensatorische Maßnahme, sondern sie ist untrennbar mit allen anderen frühpädagogischen Bildungsaufgaben verbunden. Dazu zählen alle Situationen, in denen mit Kindern bewusst, aktiv und beziehungsvoll über Erlebtes, Erfahrenes, Empfundenes und Gefühltes gesprochen wird (vgl. Gemeinsam stark 2013, 56) und Sprache von den Kindern nicht nur gehört wird, sondern im Kontext erfahren werden kann. Die Sprachbildung legt den Grundstein für Gesprächs- und Erzählfähigkeit sowie für Handlungskompetenz und ist Basis einer ganzheitlichen Entwicklungsbegleitung für alle Kinder. Sprachliche Bildung umfasst aber auch die alltagsintegrierte Sprachförderung, also eine spezielle Betreuung von Kindern mit sprachlichen Besonderheiten (vgl. Gemeinsam stark 2013). Dies ist natürlich nicht loszulösen von der Kommunikationskompetenz der Erzieherinnen (und ihrer Professionalisierung) und geht zwingend mit der Reflexion ihres pädagogischen Handelns einher.

Alltagsintegrierte Sprachförderung
Der Begriff der Sprachförderung wird von vielen Vertretern der Pädagogik defizitorientiert verstanden und deshalb gemieden (Frankfurter Erklärung), aber er gibt den Erzieherinnen wichtige Hinweise und Leitgedanken für die pädagogische Arbeit mit sprachauffälligen Kindern.

Bemerken Erzieherinnen Auffälligkeiten in der Sprachentwicklung von Kindern, sind sie aufgerufen, diese Kinder in Gesprächssituationen noch einmal zielgerichtet zu beobachten, mit Eltern und anderen Erzieherinnen ihre Beobachtungen zu besprechen und Handlungsstrategien zu entwickeln, um die Sprachentwicklung dieser Kinder in besonderem Maße zu unterstützen. Unabhängig von einer aus ihren Einschätzungen resultierenden therapeutischen Behandlung des Kindes sollten sie das Kind auch im Kita-Alltag (im besten Fall nach Absprache mit der sprachtherapeutischen Fachkraft) gezielt fördern. Die pädagogische Sprachförderung im Kita-Alltag beginnt immer mit der Bindungsförderung zwischen Erzieherin und Kind sowie einer Analyse der Einflussbedingungen. Die Sprachförderung ist keine isolierte und zusätzliche Maßnahme – keine Übungs- oder

Lerneinheit am Tisch, sondern eine lustvolle aber pointierte und hochfrequente Kommunikation mit dem Kind beim Spiel oder in anderen Handlungen. Sprachförderkompetenz setzt Fachwissen um die Sprachentwicklung, Sprachförderstrategien, Situationswahrnehmung und -analyse, Motivation und Handlungspotenziale voraus (vgl. Allgemeines Kompetenzmodell von Fröhlich-Gildhoff u.a. 2011, 12).

Eine alltagsintegrierte Sprachförderung regt die Kinder zur selbstbewussten und freudigen Kommunikation an und bedient sich der Sprachlehrstrategien, um ein auf die sprachlichen Bedürfnisse des Kindes hin komprimiertes Sprachvorbild zu bieten. Sprachförderung gelingt jedoch nicht durch die Einzelleistung einer Erzieherin, sondern nur in einem Kita-System, welches Möglichkeiten geschaffen hat, Sprachförderung im Team zu realisieren. Sprachförderarbeit umfasst Reflexion (Fallbesprechungen und Eigenreflexion), Elternarbeit, ein externes Netzwerk (Kontakt zu Therapeuten, Frühförderern und anderen verwandten Berufsgruppen) sowie etablierte Strukturen der Einrichtung (z.B. Reflexionszeit, Dokumentationsbögen, Weiterbildungen und ritualisierte Strukturen wie Gesprächskreise, Vorlesepatenschaften etc.). Das Ziel der Sprachförderung ist, das Kind mit seiner Sprache in Beziehung zu sich und anderen zu bringen und sprachliche Auffälligkeiten zu reduzieren. Sofern sich das Kind in therapeutischer Behandlung befindet, begleitet die Erzieherin den Weg des Kindes und ermöglicht im besten Fall einen guten Praxistransfer.

Sprachtherapie
Besteht ein erhöhtes Risiko für eine Sprachentwicklungsstörung oder liegt diese bereits vor, so benötigt das Kind zusätzlich zur Sprachförderung im Kindergarten eine Sprachtherapie. Auf der Basis einer ärztlichen Heilmittelverordnung wird von einer ausgebildeten sprachtherapeutischen Fachkraft eine sprachtherapeutische Diagnostik durchgeführt und das Kind dann in der Regel im Einzelsetting indikationsspezifisch behandelt. Je besser die Kita Themen rund um die Sprachförderung in ihrem Konzept verankert hat, desto leichter und schneller wird es fallen, durch Beobachtung und mit geeigneten Screening-Instrumenten diejenigen Kinder zu erkennen, bei denen ein Verdacht auf eine Sprachentwicklungsstörung vorliegt, um diese Kinder dann an eine sprachtherapeutische Fachkraft weiter zu vermitteln.

2.1.2 Strategien zur Selbstreflexion von Erzieherinnen und Kitas

Unsere Arbeit mit den Erzieherinnen zeigt, dass eine sprachförderliche Grundhaltung wie das aufmerksame Zuhören (vgl. Kurtenbach 2011, 129f.) im Kita-Alltag nicht immer umgesetzt wird bzw. umgesetzt werden kann. In der Reflexion dieser fehlenden wichtigen Grundvoraussetzung erfolgreicher Kommunikation nehmen wir folgende Gründe an:

Rahmenbedingungen

Der Kita-Alltag ist durch zahlreiche Rahmenbedingungen geprägt. Eine einflussreiche Größe bildet der Betreuungsschlüssel. In Sachsen-Anhalt ist per Gesetz geregelt, dass in einer normalen Kindertagesstätte 12 Kinder (ab 3 Jahren) von einer Fachkraft betreut werden. Das bedeutet, dass es eine sehr große Herausforderung darstellt, die Aufmerksamkeit möglichst häufig einzelnen Kindern, die ein Kontaktbedürfnis signalisieren, zu geben. Sicherlich wird es immer wieder Momente geben, in denen kindliche Kommunikationsimpulse aufgrund des aktuellen Alltagsgeschehens in der Kita untergehen. Mitunter ziehen Erzieherinnen den resignierenden Schluss, dass es nahezu unmöglich ist, immerzu „aufmerksam" zuzuhören. Rahmenbedingungen sollten jedoch nicht das Scheitern sprachförderlicher Bestrebungen und einer differenzierten Kommunikationskultur entschuldigen. Vielmehr gilt es, auch diese Erzieherinnen davon überzeugen zu können (und ihnen die Möglichkeit zu geben), dass ein Innehalten und Wachsam-Sein gegenüber kindlichen Gesprächsimpulsen auch in einem vollen Kita-Alltag immer wieder möglich und anzustreben ist.

Eigene Biografie

Da die Umsetzung der Sprachförderung direkt an das Erzieherinnen-Verhalten gekoppelt ist, bleibt eine Biografie-Arbeit der eigenen Kindheit, der eigenen kommunikativen Erfahrungen und der daraus resultierenden Einstellungen unumgänglich. Viele Erzieherinnen sind noch mit Sätzen aufgewachsen wie: *„Wenn die Erwachsenen sprechen, sind Kinder ruhig.", „Beim Essen spricht man nicht.", „Sprich in ganzen Sätzen!", „Sprich deutlich!", „Schau mich an, wenn ich mit Dir rede!", "Man darf kleine Kinder nicht verwöhnen."* usw. So ist es für die Sprachförderarbeit mit Kindern unerlässlich, dass Erzieherinnen sich auch mit den folgenden biografischen Fragen auseinandersetzen:

- Wie viel und vor allem was aus meiner eigenen Biografie ist für die Kinder heute noch gut und in der pädagogischen Arbeit richtig und sinnvoll?
- Wo muss ich mich von meinen persönlichen Kindheitserfahrungen abgrenzen und mich anders verhalten?

Viele haben in der eigenen Kindheit sicherlich wundervolle sprachreiche, ritualisierte Momente erlebt, die sie an die Kindergartenkinder weitergeben können. Andere kennen dies kaum und haben daher eine große Aufgabe, tradierte Kommunikationsmuster zu reflektieren, gegebenenfalls zu überwinden und in professionelles pädagogisches Handeln umzuwandeln.

Jedoch werden auch andere generationsbedingte Phänomene im Umgang mit den Kindern in Einrichtungen beobachtet. Spricht man mit Leiterinnen über die „jüngeren" Erzieherinnen, so bedauern viele, dass bestimmte Qualifikationen bei den Absolventinnen heute fehlen: Zum Beispiel würden sie oftmals kein Musikinstrument mehr beherrschen, würden nur sehr wenige Lieder oder Verse kennen und sich nicht selten schämen, mit den Kindern zu singen. Musik als Fach mit dem Zusatz, ein Instrument zu lernen, gehört bei der Erzieherinnenausbildung mittlerweile in vielen Ausbildungseinrichtungen der Vergangenheit an und die Absolventinnen werden oft erst im Praktikum mit dem wertvollen Einsatz musikalischer Elemente im Kindergartenalltag konfrontiert.

Reflexionsarbeit mit der Videokamera
In den Schulungen profitieren Erzieherinnen sehr von Videobeispielen, die das sprachförderliche Handeln im Kita-Alltag veranschaulichen, da sie helfen, das denkbare eigene Handeln in einer vergleichbaren Situation zu reflektieren. Versucht man die Erzieherinnen dann an das Medium in Form eigener Aufnahmen zur Selbstreflexion heranzuführen, so stößt man gelegentlich auf große Widerstände: *„Eltern möchten nicht, dass ihre Kinder aufgenommen werden.", „Wir haben nicht die Zeit, Videoaufnahmen zu machen und diese im Nachhinein anzuschauen.", „Ist die Kamera auf mich gerichtet, so kann ich nicht mehr natürlich agieren.".* Diese Vorbehalte und Ängste sind sehr gut nachvollziehbar. Das eigene sprachförderliche Handeln zu reflektieren ist jedoch ohne die Kamera nur bedingt möglich. Die Videoreflexion bietet die Gelegenheit, die eigene Sprachförderrolle zu überprüfen und alle Kommunikationsbeteiligten einer Situation in den Blick zu nehmen:

- Habe ich alle Kommunikationsimpulse der Kinder bemerkt?
- Konnte ich zurückhaltende Kinder mit einbeziehen?
- Habe ich passende Fragen gestellt?
- Habe ich zum Erzählen motiviert?
- Und genug Zeit dafür gelassen?
- Habe ich die Kinder angeschaut, evtl. auch berührt, um ihre Aufmerksamkeit zu wecken?

Jedes wiederholte Abspielen birgt die Chance, einen neuen Aspekt gezielt wahrzunehmen.

Erst beim Betrachten eigener Filmaufnahmen fallen neben vielen positiven Beobachtungen immer wieder Ressourcen sprachförderlichen Handelns auf, die noch nicht ausgeschöpft wurden. Im Umgang mit den Videoaufnahmen aus dem eigenen Berufsalltag wird deutlich, wie vielen Erzieherinnen es gelingt, eine lebendige, vertrauensvolle und kommunikationsförderliche Gesprächsatmosphäre herzustellen, in der die Kinder zu eigenen kreativen Beiträgen ermutigt werden. Durch die Videoarbeit können aber auch sprachhemmende, oftmals unbewusste Kommunikationsmuster erkannt und verändert werden. Vielleicht sind es vor allem die Vorbehalte gegenüber vermeintlichen „Experten", die in die Kitas stürmen und mit der Kamera alles erfassen wollen, um dann wichtige Verbesserungsvorschläge zu machen. Die Videoarbeit, so wichtig sie ist, ist eben auch ein sehr sensibles Thema, denn schnell können die Erzieherinnen das Gefühl bekommen, vorgeführt zu werden. Dies verlangt vor allem von Schulungskonzeptionen zum Thema Sprachförderung ein methodisches Fingerspitzengefühl. Gelingt es, die Videoarbeit als ein wichtiges Analyseinstrument überzeugend einzuführen und damit behutsam umzugehen, dann wird die Arbeit mit der Kamera vielleicht auch im Kita-Alltag ein wichtiges und nicht mehr wegzudenkendes Arbeitsmittel. Das bestätigen unsere bisherigen Schulungserfahrungen. So schätzte z.B. kürzlich eine Erzieherin in einer Schulung die reflektierende Arbeit mit Videoaufnahmen folgendermaßen ein: *„Ich war ja immer diejenige, die gegen das Filmen war! Anhand der Aufnahmen ist mir jetzt aber erst bewusst geworden, was ich noch anders machen kann!"*

„Sprachförderung – das machen wir schon"
Beinahe alle Kitas bieten den Kindern eine sprach*bildende* und sprach*anregende* Umgebung. Sprach*förderung* jedoch beginnt erst dann, wenn das Thema durch Fortbildungen, Teamabsprachen, Dokumentationen und klare Förderstrukturen im Kita-Team verankert ist. Ob sprachfördernde Situationen und sprachförderliches Verhalten tatsächlich gelebt werden, kann sich nur durch Videoreflexion, Reflexion der eigenen Biografie und nicht zuletzt durch die innere Bereitschaft und Freude am Kontakt zu den Kindern zeigen. *„Sprachförderung, das machen wir schon"*: Diese Behauptung gilt es also immer wieder neu zu hinterfragen.

2.2 „Sprachförderung ist intuitiv"

Aufgrund der strukturellen Faktoren und des professionell pädagogischen Ansatzes der Kindertageseinrichtungen kann die Arbeit von Erzieherinnen nicht ausschließlich intuitiv sein. „Was Eltern intuitiv richtig machen, muss sich die Fachkraft über Vorkenntnisse und aufmerksames Zuhören erschließen. Dazu braucht sie eine Schulung, die sie auf die kindliche Sprechweise aufmerksam macht und ihr ermöglicht, sich in ihrem Sprachverhalten auf einzelne Kinder einzustellen" (Merkel 2005, 8f.). Gleiches gilt für eine professionelle Haltung. Intuitive subjektive Theorien von Erzieherinnen darüber, was Sprache und Kommunikation sind und wie sie funktionieren, welche Formen korrekt, welche fehlerhaft sind, schlagen sich in ihrem sprachlich-kommunikativen Verhalten nieder. Es geht darum, dass sich die Erzieherinnen über diese Auffassungen, persönlichen Einstellungen, Prioritäten, Wertungen klar werden und sie ggf. verändern. So ist zum Beispiel im Krippenbereich manchen Erzieherinnen noch nicht klar, warum Reime, Fingerspiele oder „Guck-guck-da"-Spiele echtes pädagogisches Handwerkszeug sind und nicht nur Mittel, um die Kinder bei Laune zu halten. Fachwissen und Intuition werden nicht immer miteinander verbunden. Neben umfangreichem Fachwissen über Entwicklungsprozesse der Kinder, einem grundlegendem Verständnis von Pädagogik und der Kenntnis von aktuellen sozial-gesellschaftlichen Zusammenhängen sind vor allem eine forschende Haltung und die kritische Selbstreflexion der eigenen Kommunikations- und Interaktionspraktiken wichtige Voraussetzungen für ein professionelles Handeln, auch im Bereich der Sprachbildung und Sprachförderung (vgl. Nentwing-Gesemann et al. 2011, 30).

2.3   „Viel reden hilft viel"

„Input – Input – Input!" – eine Aufforderung mit Tücken. Leider reicht es nicht aus, möglichst viel Sprache anzubieten, vielmehr kommt es auf die Qualität und die individuelle Auswahl des Angebotes an.

Wenn zum Beispiel während eines gemeinsamen Kaffeetrinkens mit verschiedenen Muffinsorten (Beobachtung in einer Krippe; zweijährige Kinder) die Erzieherin zwar viel redet, aber nicht ein einziges Mal situationsbezogene Schlüsselwörter verwendet (z.B. Substantive wie *„Muffins mit Schokopudding, Muffins mit Vanillepudding, Pflaumen, Tee, Saft"* ect.; differenzierte Verben wie *„essen, trinken, auswählen, gut schmecken, satt sein"* ect.), dann erweist sich dieses ‚Sprachbad' nicht als sprachförderlich. Denn es fehlen wichtige inhaltstragende Begriffe. Im vorliegenden Fall war davon auszugehen, dass einige Krippenkinder dieser Gruppe Muffins wie auch Pflaumen zum ersten Mal aßen und daher die Bezeichnungen noch nicht kannten – und leider in dieser Situation auch nicht kennenlernen konnten. Viel reden hilft also nicht viel, wenn der Input nur Quantität aber keine Qualität aufweist.

Eine Untersuchung von Kupietz (in diesem Band) zeigt, dass in bestimmten Situationen ein bewusstes Reduzieren der Redeanteile der Erzieherinnen in manchen Situationen sogar eine deutlich positive Wirkung auf die Gesprächsaktivität der Kinder hat: Die Kinder liefern nicht nur mehr Beiträge in einem Gespräch, auch die Länge ihrer Äußerungen erhöht sich.

Die eigenen Handlungen oder Handlungen der Kinder sprachlich zu begleiten ist eine große Kunst, wenn man bedenkt, wie viele Faktoren dabei eine Rolle spielen. Dabei sind für die Erzieherinnen folgende Fragen relevant:

- Was ist wohl für die Kinder von dem, was mir zu dieser Situation einfällt, am interessantesten?
- Wie lang ist mein eigener Beitrag? Lang genug, um in vollständigen Sätzen mit Inhaltswörtern zu sprechen – kurz genug, um den Kindern Raum zum Erzählen zu geben?
- Wie komplex sind meine Formulierungen? Habe ich Alter und Entwicklungsstand aller am Gespräch beteiligten Kinder im Blick?
- Rege ich zu neuen Gesprächsbeiträgen an? Führe ich die Themen der Kinder fort?
- Wie viel eigenes Reden ist nötig, um die Kinder zu weiteren Redebeiträgen zu motivieren?
- Fällt mir, während ich selber spreche, auf, dass ein Kind zu einer Äußerung ansetzt?
- Setze ich konsequent und sensibel Sprachlehrstrategien ein, um mein Sprachvorbild auf die Bedürfnisse des Kindes hin zuzuschneiden?

Es geht also nicht darum, viel zu sprechen, sondern die Kommunikation bewusst, reflektiert und Kind-orientiert einzusetzen.

2.4 „Keine Babysprache sprechen"

Der Mythos vom Kind, das mit sechs Jahren noch die typischen Babywörter spricht, weil auch seine Bezugspersonen diese Wörter gebrauchen, ist bereits sehr alt. Zumeist hat man die Mütter für diesen infantilen Sprachgebrauch (*"Hotte Hü"*, *"Dei Dei"*, *"Wau Wau"* etc.) verantwortlich gemacht. Sie würden mit dieser besonderen Wortwahl am kleinen Kind festhalten, weil es doch so niedlich spricht. Eine radikale Abkehr von diesem Prinzip, wie wir es manchmal noch in den Kitas erleben, birgt jedoch eine große Gefahr.

Es geht nicht darum, dass die Erzieherinnen den Kindern ‚Babysprache' anbieten sollen, wohl aber können sie an deren kindliche Verwendung anknüpfen. Erst durch das Reproduzieren (und ggf. anschließendes Paraphrasieren) der kindlichen Äußerungen, Geräusche und Lautmalereien bekommen diese einen kommunikativen Charakter. Im Kita-Alltag hören wir immer wieder korrigierende Äußerungen wie: *„Das heißt doch nicht Wau Wau, du kannst doch schon Hund sagen!"*. Nicht alle Erzieherinnen wissen um die Bedeutung dieser Übergangswörter, die den Weg von den Silbendopplungen hin zu den Formulierungen der Erwachsenen bahnen; besonders dann, wenn ein Kind aufgrund einer Sprachentwicklungsverzögerung noch sehr lange an diesen Wörtern und Bezeichnungen festhält. Um die Sprachentwicklung der Kinder positiv zu fördern, ist es wichtig, mit Lautmalereien, Übergangswörtern, Geräuschen und Gesten pädagogisch umzugehen und sie auch durchaus gezielt nachzuahmen. Die Nachahmung eines kindlichen Lautes oder Wortes, ergänzt durch eine treffende Formulierung oder Paraphrasierung, gibt dem Kind zum einen die wichtige auditive Rückmeldung seines Gesprochenen und darüber hinaus ein positives kommunikatives Feedback: *„Ich habe dich gehört und versuche zu verstehen...".* Diese Strategie hilft dem Kind, in die Welt der Wörter und Äußerungen einzusteigen, ohne dabei ständig auf noch bestehende Lücken hingewiesen zu werden.

2.5 „Vorlesen als Wundermittel"

Die Vorlesestudie 2011 kommt zu dem Ergebnis: „Vorlesen ist kein ‚nice to have', sondern zentraler Impuls für Kompetenzentwicklung in ganz unterschiedlichen Bereichen" (Vorlesestudie 2011, 24). Vorlesen fördert kognitive, emotionale und soziale Kompetenzen der Kinder und trägt damit zu einer ganzheitlich positiven Entwicklung der Kinder bei.

Auch Kindertageseinrichtungen können mit einer ritualisierten Vorlesekultur einen Entwicklungsbeitrag für die Kinder leisten. Beachtenswert jedoch ist, „dass Vorlesen schon einen recht vertrauten Umgang mit sprachlichen Texten voraussetzt" (Merkel 2005, 10). Insbesondere Kinder mit Sprachförderbedarf oder mehrsprachig aufwachsende Kinder verstehen den Text nicht immer hinreichend, um lustvoll in eine Geschichte eintauchen zu können. Als Folge fällt es ihnen schwer zuzuhören. Diese Kinder brauchen kreative und dialogische Vorlesemethoden (z.B. dialogisches Lesen, den Einsatz sprechender Puppen, Theaterspiel etc.) und Themen, die mit ihren Alltagwelten zu tun haben (z.B. Tagesabläufe, Wohn- und Erlebnisräume, interkulturelle Themen). Dann wird ihnen der Zugang in die literarische Welt und zu den damit verbundenen Chancen ermöglicht und ihr Interesse wird geweckt.

Zudem ist der Begriff des ‚Vorlesens' irreführend. Denn es geht ja nicht nur um das Vorlesen (und Zuhören), sondern viel eher darum, sich mit den Kindern gemeinsam eine gelesene Geschichte oder einen Buchinhalt im Gespräch zu vergegenwärtigen, die eigenen Wahrnehmungen und Erfahrungen dazu auszutauschen. Die Kinder werden zu aktiven Gesprächspartnern (Wieler 1997; Bose 2004). Vielleicht wäre es für Kindertageseinrichtungen sinnvoll und passender, das Konzept „(dialogisches) Vorlesen" begrifflich zu konkretisieren als „gemeinsam Bilderbücher anschauen und darüber reden". Es ist besonders wichtig, sich zu vergegenwärtigen, dass die Förderung von ‚literacy' nicht (erst) mit dem Vorlesen beginnt. Denn Literacy wird bereits gefördert, wenn Bilderbücher (auch ohne Text) als Sprechanlass genutzt werden.

2.6 „Material ist das A und O"

Der Markt an Sprachfördermaterialien ist unübersichtlich groß geworden. Sieht man sich diese Materialien genauer an, entdeckt man vor allem Bildmaterialien: Abbildungen, die als Gesprächsanlass verwendet werden sollen, Bildergeschichten, Dominospiele mit Bild- und Wortbezeichnungen, Puzzlespiele und dergleichen. Sie sollen als Sprechanlass genutzt werden, über den eine fehlerhafte Sprachverwendung der Kinder korrigiert und angemessene Sprechvorlagen geboten werden sollen. Dies sind Verfahren, die aus der Sprachtherapie abgeleitet sind, welche sich häufig dieser ‚abstrakten' Materialien (im Gegensatz zu konkreten Realgegenständen) bedient.

Es besteht die Gefahr, dass damit die Sprachförderung nur ‚aufgetischt' und die Kreativität der Erzieherinnen und Kinder eingeengt wird. Es ist unbedingt darauf zu achten, dass das Spiel, die Handlung, die Bewegung und Konfrontation mit der realen Welt im Vordergrund stehen – die wichtigsten Momente, in denen Kinder lustvoll und selbstbestimmt lernen können. Genau in diesen realen Alltagssituationen können die Erzieherinnen die Kinder sprachlich begleiten. Dazu braucht es wenig Material, welches nicht schon in den Kitas vorhanden ist: Spielzeug, Baumaterialien, Alltagsutensilien, Bücher, etc. Immer aber braucht es eine präsente, beziehungsvolle und aktive Zuwendung zum Kind und seiner momentanen Beschäftigung.

2.7 „Wir kennen unsere Kinder"

Die Erzieherinnen lernen ihre Kinder in der Kita-Praxis kennen. Sie verbringen in der Regel fünf Tage in der Woche mit ihnen und erleben sie in vielen Situationen: mit anderen Kindern, beim Spielen, Essen, Schlafen, in Konfliktsituationen, mit ihren Eltern, mit anderen Erzieherinnen, innerhalb und außerhalb der Kita.

Bestenfalls verfügt die Kita auch über strukturierte Aufnahmemodalitäten, in denen die Biografie des Kindes, sein familiäres Umfeld, seine Entwicklungsbesonderheiten, Interessen und Abneigungen erfragt werden. Ein gutes Beispiel bietet hier das Berliner Sprachlerntagebuch. Doch auch ein solcher Katalog sollte innerhalb des Teams besprochen, reflektiert und um die konkreten Fragen und Erfahrungen der Erzieherinnen erweitert oder gekürzt werden.

In der Praxis hat sich gezeigt, dass nicht alle Kitas über strukturierte Aufnahmemodalitäten verfügen, die als wichtige Informationsunterlagen über die gesamte Kindergartenzeit genutzt werden. So haben die Fragen im Aufnahmeprotokoll manchmal einen eher organisatorischen oder verwaltungsspezifischen Charakter. Auch später während der Eingewöhnung werden individuelle Fragen zur Person des Kindes nicht immer dokumentiert. Zudem spielt die Anfangserhebung später oft keine Rolle mehr. Zu selten schauen Erzieherinnen in diese Unterlagen, leider auch oft nicht bei einem Gruppenwechsel des Kindes. Und dieses skizzenhafte Wissen über das Kind setzt sich weiter fort. Nicht immer können Erzieherinnen die logopädische Praxis nennen, welche die Kinder behandelt, oder gar wissen, mit welchem Zielen diese dort behandelt werden. Oft findet sich nirgends eine Erwähnung zu Hörproblematiken (Paukenröhrchen etc.) oder anderen Besonderheiten der Kinder, aus Angst, defizitorientiert zu formulieren und dem pädagogischen Grundsatz des ressourcenorientierten Denkens und Dokumentierens zu widersprechen. Nicht immer wissen Erzieherinnen sprachliche und kulturelle Hintergründe der mehrsprachigen Kinder ihrer Gruppe (vgl. den Beitrag von Koch in diesem Band).

Es gibt vielversprechende Modelle zur Gestaltung der Eingewöhnung und des Kennenlernens zwischen Erzieherin und Kind. Zum Beispiel kann der Erstkontakt zwischen Erzieherin und Familie im häuslichen Umfeld stattfinden, mit erstaunlich positiven Effekten auf die Erzieherinnen-Kind-Bindung. Das Wissen und die Wahrnehmung der häuslichen Situation sind für die Erzieherin von unschätzbarem Wert. Diese Form des Kennenlernens erfordert natürlich viel Zeit, die den Erzieherinnen in der momentanen Betreuungssituation oft nicht zur Verfügung steht.

Die Kita-Praxis stellt hohe Ansprüche an die Flexibilität von Erzieherinnen und Kindern. Während die Kinder bis zu 60 Stunden in den Einrichtungen verbringen, arbeiten die Erzieherinnen durchschnittlich nur 32 Stunden pro Woche dort. Das bedeutet, dass die Kinder über einen Tag hinweg womöglich mehrere Erzieherinnen im Wechsel erleben, sich also immer wieder umstellen müssen. Auch Erzieherinnen sind durch Urlaub, Krankheitsfälle, offene Konzepte u.v.m. immer wieder damit konfrontiert, Kinder zu betreuen, die sie noch nicht gut kennen.

Wichtig sind daher eine durchdachte Dokumentation und eine im Team etablierte Auseinandersetzung über die individuellen Entwicklungsgeschichten der Kinder. Nur wenn diese bekannt sind, kann pädagogisch professionelle Begleitung gelingen.

2.8 „In der Theorie klingt das ja alles schön..."

Manchmal fallen in Erzieherinnen-Schulungen Bemerkungen wie diese: *„Das hört sich in der Theorie ja schön an, aber würden Sie unseren Praxis-Alltag erleben, dann wäre Ihnen schnell klar, dass eine solche Idealsituation absolut utopisch ist"*. Dieser Konflikt ist im Zusammenhang mit dem Ideal einer sprachförderorientierten Begleitung nur lösbar, indem theoretische Modelle gemeinsam erprobt und nicht ausschließlich über die Kitas gestülpt und die pädagogischen Fachkräfte mit diesen Forderungen dann allein gelassen werden. In der gemeinsamen Erprobung von alltagsintegrierter Sprachförderung können die zugrunde liegenden Konzepte im Sinne ihrer Anwendbarkeit optimiert und bestehende Vorbehalte bei den Erzieherinnen gegenüber vermeintlich zu hohen Anforderungen ausgeräumt werden.

Diese Art gemeinsamen Lernens ist Gegenstand der hier vorgestellten Kooperation zwischen Sprechwissenschaft und Eigenbetrieb. Aus den gemeinsamen Erfahrungen heraus werden Fortbildungskonzepte entwickelt, auf Anwendbarkeit geprüft, ständig überdacht, angepasst und gegebenenfalls verändert.

3 Literaturverzeichnis

Anders, Yvonne / Hardy, Ilonca / Pauen, Sabina / Steffensky, Mirijam (2013): Zieldimensionen naturwissenschaftlicher Bildung im Kita-Alter und ihre Messung. In: Stiftung „Haus der kleinen Forscher" (Hg.): Wissenschaftliche Untersuchungen zur Arbeit der Stiftung „Haus der kleinen Forscher". Band 5. Schaffhausen.
Bose, Ines (2004): Sprechwissenschaftliche Leselehre und Schule. In: Gutenberg, Norbert (Hg.): Sprechwissenschaft und Schule.. (= Sprache und Sprechen 45). Reinhardt Verlag München, Basel, 54-61.
De Langen-Müller, Ulrike (2012): Sprachförderung oder Sprachtherapie? Zusammenarbeit suchen. Sprachförderung ist Entwicklungsbegleitung, Sprachtherapie ein spezifisches Heilmittel. In: Kita aktuell BW 2012/1, S.18-20).
Demirkaya, Sevilen / Gültekin-Karakoç, Nazan (2010): Abschlussbericht. MiKi – wissenschaftliche Begleitforschung der vorschulischen Sprachförderung für Kinder mit Migrationshintergrund in Bielefeld. Universität Bielefeld (Mskr.).
Frankfurter Erklärung zur frühen naturwissenschaftlichen und sprachlichen Bildung. <http://www.haus-derkleinenorscher.de/fileadmin/Redaktion/4_Ueber_Uns/Evaluation/ Frankfurter-Erklaerung_Sprache-MINT_2012.pdf> (27.03.2013)

Fried, Lilian / Briedrigkeit, Eva (2008): Sprachförderkompetenz. Cornelsen-Scriptor. Berlin.

Gemeinsam stark für frühe Chancen! Zwei Jahre Schwerpunkt-Kitas Sprache & Integration. (2013). Bundesministerium für Familie, Senioren, Frauen und Jugend Berlin.

Hofmann, Nicole / Polotzek, Silvana / Roos, Jeanette / Schöler, Hermann (2008): Sprachförderung im Vorschulalter. Evaluation dreier Sprachförderkonzepte. In: Diskurs Kindheits- und Jugendforschung. 3/2008, 291-300.

Jampert, Karin / Thanner, Verena / Schattel, Diana (et al.) (Hg.) (2011): Die Sprache der Jüngsten entdecken und begleiten. Schritt für Schritt in die Sprache hinein. Deutsches Jugendinstitut. Weimar, Berlin.

KiFöG Sachsen-Anhalt. Gesetz zur Förderung der frühkindlichen Bildung. 17. Dezember 2008.

Kurtenbach, Stephanie (2011): Frühe Dialogtherapie. Anbahnung elementarer Kommunikationsfähigkeiten bei kleinen Kindern. Unveröffentlichtes Schulungsmanuskript.

Liesker, Andrea (2011): Adaptive Maßnahmen zur vorschulischen Sprachförderung in den Bundesländern. Expertise im Auftrag des Deutschen Jugendinstitutes. München.

Lüdtke, Ulrike M. / Kallmeyer, Kirsten (2007): Kritische Analyse ausgewählter Sprachstandserhebungsverfahren für Kinder vor Schuleintritt aus Sicht der Linguistik, Diagnostik und Mehrsprachigkeitsforschung. Die Sprachheilarbeit 52/6, 261-278.

Merkel, Johannes (2005): Warum das Pferd von hinten aufzäumen? Grundsätze zur Sprachförderung im Elementarbereich, insbesondere von Kindern mit anderer Muttersprache. In: Textor, Martin (Hg.): Kindergartenpädagogik. Online Handbuch. <http://www.kindergartenpaedagogik.de/1296.html (09.08.2012)>

Nentwing-Gesemann, Iris / Fröhlich-Gildhoff, Klaus / Harms, Henriette / Richter, Sandra (2011): Professionelle Haltung – Identität der Fachkraft für die Arbeit mit Kindern in den ersten drei Lebensjahren. Expertise des Deutschen Jugendinstitutes im Rahmen der WiFF Weiterbildungsinitiative Frühpädagogische Fachkräfte.

Niedersächsisches Kultusministerium (Hg.) (2011): Sprachbildung und Sprachförderung. Handlungsempfehlungen zum Orientierungsplan für Bildung und Erziehung im Elementarbereich niedersächsischer Tageseinrichtungen für Kinder.

Rabe-Kleberg, Ursula / Jaschinsky, Franziska (2013): Bildung: elementar – Bildung von Anfang an. Bildungsprogramm für Kindertageseinrichtungen in Sachsen-Anhalt. Entwurf. (hgg. Vom Ministerium für Arbeit und Soziales des Landes Sachsen-Anhalt).

Schneider, Wolfgang / Baumert, Jürgen / Becker-Mrotzek, Michael (et al.) (2012): Expertise – Bildung durch Sprache und Schrift (BISS). Bund-Länder-Initiative zur Sprachförderung, Sprachdiagnostik und Leseförderung. (hgg. Vom Bundesministerium für Bildung und Forschung).

Tietze, Wolfgang (1998): Wie gut sind unsere Kindergärten. Untersuchungen zur pädagogischen Qualität in Kindertagesstätten. Weimar, Berlin.

Vorlese-Studie 2011. Die Bedeutung des Vorlesens für die Entwicklung von Kindern. Repräsentative Befragung von 10- bis 19-Jährigen. Eine Studie der Stiftung Lesen, der Deutschen Bahn und der ZEIT.

Wieler, Petra (1997): Vorlesen in der Familie: Fallstudien zur literarisch-kulturellen Sozialisation von Vierjährigen. Juventa Verlag Weinheim u.a.

Winner, Anna (2007): Kleinkinder ergreifen das Wort. Sprachförderung für Kinder von 0-4 Jahren. Cornelsen Verlag Berlin.

Verzeichnis der Autorinnen und Autoren

Ines Bose
Prof. Dr. phil. habil., Dipl.-Sprechwissenschaftlerin
Seminar für Sprechwissenschaft und Rhetorik
Martin-Luther-Universität Halle-Wittenberg
Advokatenweg 37
D-06114 Halle
ines.bose@sprechwiss.uni-halle.de

Konstantin Espig
Sprechwissenschaftler B.A.
Seminar für Sprechwissenschaft und Phonetik
Martin-Luther-Universität Halle-Wittenberg
Advokatenweg 37
D-06114 Halle
konstantin.espig@gmx.de

Simone Gräfe
Sprechwissenschaftlerin B.A.
Seminar für Sprechwissenschaft und Phonetik
Martin-Luther-Universität Halle-Wittenberg
Advokatenweg 37
D-06114 Halle
Simone.Graefe@gmx.net

Elena Koch
Sprechwissenschaftlerin B.A.
Carl-von-Ossietzky-Straße 30
D-06114 Halle
elenakoch89@web.de

Sophie Koch
Klinische/Dipl. Sprechwissenschaftlerin
Fachkraft für Sprachförderung (Berlin-Wedding)
Kreuzstraße 19
D-13187 Berlin
sophie-koch@gmx.de

Hannah Kreft
Sprechwissenschaftlerin M.A.
Dahlmannstraße 3
D-60385 Frankfurt a.M.
Hannah.Kreft@gmx.de

Franziska Kreutzer
Diplom-Sprechwissenschaftlerin
Am Hügel 1
D-06120 Halle
franziskakreutzer@me.com

Michaela Kupietz
Sprechwissenschaftlerin M.A.
Roßbachstraße 22
D-04315 Leipzig
michaela.kupietz@gmx.de

Stephanie Kurtenbach
Dr. phil., Klin. Sprechwissenschaftlerin (Dipl.)
Seminar für Sprechwissenschaft und Phonetik
Martin-Luther-Universität Halle-Wittenberg
Advokatenweg 37
D-06114 Halle (Saale)
stephanie.kurtenbach@sprechwiss.uni-halle.de

Sophie Nixdorf
Sprechwissenschaftlerin M.A.
Lessingstraße 30
D-06114 Halle/Saale
a.s.nixdorf@gmail.com

Tabitha Thieme
Dipl. Sprechwissenschaftlerin
Rannische Straße 1
D-06108 Halle (Saale)
tabitha.thieme@gmx.de

Hallesche Schriften zur Sprechwissenschaft und Phonetik

Herausgegeben von Lutz Christian Anders, Ines Bose, Ursula Hirschfeld,
Eva-Maria Krech, Baldur Neuber und Eberhard Stock

Bände 1–15 herausgegeben von Eva-Maria Krech und Eberhard Stock
Bände 16–32 herausgegeben von Lutz Christian Anders, Ursula Hirschfeld,
Eva-Maria Krech und Eberhard Stock

Band 1 Eva-Maria Krech / Eberhard Stock (Hrsg.): Beiträge zur deutschen Standardaussprache. Bericht von der 16. Sprechwissenschaftlichen Fachtagung 1994 an der Martin-Luther-Universität Halle-Wittenberg. Zum Gedenken an Hans Krech. 1996.

Band 2 Eva-Maria Krech / Eberhard Stock (Hrsg.): Sprechen als soziales Handeln. Festschrift zum 70. Geburtstag von Geert Lotzmann. 1997.

Band 3 Eva-Maria Krech / Eberhard Stock (Hrsg.): Sprechwissenschaft – Zu Geschichte und Gegenwart. Festschrift zum 90jährigen Bestehen von Sprechwissenschaft/Sprecherziehung an der Universität Halle. 1999.

Band 4 Yvonne Anders: Merkmale der Melodisierung und des Sprechausdrucks ausgewählter Dichtungsinterpretationen im Urteil von Hörern. Sprechwissenschaftlich-phonetische Untersuchungen. 2001.

Band 5 Margret Bräunlich / Baldur Neuber / Beate Rues (Hrsg.): Gesprochene Sprache – transdisziplinär. Festschrift zum 65. Geburtstag von Gottfried Meinhold. 2001.

Band 6 Eva-Maria Krech (Hrsg.): Sprach-, Sprech- und Stimmstörungen – interdisziplinäre Kooperation in der Therapie. Festschrift zum 65. Geburtstag von Volkmar Clausnitzer. 2002.

Band 7 Baldur Neuber: Prosodische Formen in Funktion. Leistungen der Suprasegmentalia für das Verstehen, Behalten und die Bedeutungs(re)konstruktion. 2002.

Band 8 Eberhard Stock / Ludmila Veličkova: Sprechrhythmus im Russischen und Deutschen. 2002.

Band 9 Ines Bose: *dóch da sín ja' nur mûster //.* Kindlicher Sprechausdruck im sozialen Rollenspiel. 2003.

Band 10 Eva-Maria Krech / Eberhard Stock (Hrsg.): Gegenstandsauffassung und aktuelle phonetische Forschungen der halleschen Sprechwissenschaft. 2003.

Band 11 Wieland Kranich: Phonetische Untersuchungen zur Prosodie emotionaler Sprechausdrucksweisen. 2003.

Band 12 Lutz Christian Anders / Ursula Hirschfeld (Hrsg.): Sprechsprachliche Kommunikation. Probleme, Konflikte, Störungen. 2003.

Band 13 Kati Hannken-Illjes: Gute Gründe geben. Ein sprechwissenschaftliches Modell argumentativer Kompetenz und seine didaktischen und methodischen Implikationen. 2004.

Band 14 Annaliese Benkwitz: Kontrastive phonetische Untersuchungen zum Rhythmus. Britisches Englisch als Ausgangssprache – Deutsch als Zielsprache. 2004.

Band 15 Norbert Gutenberg (Hrsg.): Schreiben und Sprechen von Hörfunknachrichten. Zwischenergebnisse sprechwissenschaftlicher Forschung. 2005.

Band 16 Christiane Ulbrich: Phonetische Untersuchungen zur Prosodie der Standardvarietäten des Deutschen in der Bundesrepublik Deutschland, in der Schweiz und in Österreich. 2005.

Band 17 Christiane Miosga: Habitus der Prosodie. Die Bedeutung der Rekonstruktion von personalen Sprechstilen in pädagogischen Handlungskontexten. 2006.

Band 18 Ursula Hirschfeld / Lutz Christian Anders (Hrsg.): Probleme und Perspektiven sprechwissenschaftlicher Arbeit. 2006.

Band 19 Ramona Benkenstein: Vergleich objektiver Verfahren zur Untersuchung der Nasalität im Deutschen. 2007.

Band 20 Beate Wendt: Analysen emotionaler Prosodie. 2007.

Band 21 Uwe Hollmach: Untersuchungen zur Kodifizierung der Standardaussprache in Deutschland. 2007.

Band 22 Ines Bose (Hrsg.): Sprechwissenschaft. 100 Jahre Fachgeschichte an der Universität Halle. 2007.

Band 23 Ute Gonnermann: Quantifizierbare Verfahren zur Bewertung von Dysphonien. Auditivperzeptive Heiserkeitsbeurteilung, apparative Stimmdiagnostik und Selbsteinschätzung der Stimme. 2007.

Band 24 Mariam Hartinger: Untersuchungen der Sprechmotorik von Polterern mit Hilfe der Elektromagnetischen Mediosagittalen Artikulographie (EMMA). 2008.

Band 25 Beate Redecker: Persuasion und Prosodie. Eine empirische Untersuchung zur Perzeption prosodischer Stimuli in der Werbung. 2008.

Band 26 Kerstin Reinke: Zur Wirkung phonetischer Mittel in sachlich intendierter Sprechweise bei Deutsch sprechenden Russen. 2008.

Band 27 Johanna Steinberg: Geflüsterte Plosive. Eine akustische Untersuchung zum Stimmhaftigkeitskontrast bei Plosiven im Deutschen. 2008.

Band 28 Cordula Hunold: Untersuchungen zu segmentalen und suprasegmentalen Ausspracheabweichungen chinesischer Deutschlernender. 2009.

Band 29 Swetlana Nossok: Kontrastive phonologische und phonetische Analyse Weißrussisch-Deutsch und Analyse interferenzbedingter Ausspracheabweichungen. 2009.

Band 30 Lutz Christian Anders / Ines Bose (Hrsg.): Aktuelle Forschungsthemen der Sprechwissenschaft 1. Sprach-, Sprech- und Stimmstörungen / Sprache und Sprechen von Hörfunknachrichten. 2009.

Band 31 Ursula Hirschfeld / Baldur Neuber (Hrsg.): Aktuelle Forschungsthemen der Sprechwissenschaft 2. Phonetik, Rhetorik und Sprechkunst. 2009.

Band 32 Cordula Schwarze: Formen und Funktionen von Topoi im Gespräch. Eine empirische Untersuchung am Schnittpunkt von Argumentationsforschung, Gesprächsanalyse und Sprechwissenschaft. 2010.

Band 33 Ursula Hirschfeld / Eberhard Stock (Hrsg.): Sprechwissenschaftlich-phonetische Untersuchungen zur interkulturellen Kommunikation Russisch–Deutsch. 2010.

Band 34 Elena Travkina: Sprechwissenschaftliche Untersuchungen zur Wirkung vorgelesener Prosa (Hörbuch). 2010.

Band 35 Ulrike Sievert / Susanne Voigt-Zimmermann (Hrsg.): Klinische Sprechwissenschaft. Aktuelle Beiträge aus Wissenschaft, Forschung und Praxis. 2011.

Band 36 Hans Krech: Beiträge zur Sprechwissenschaft I. Ausgewählte Schriften zur Therapie von Stimm-, Sprech-, Sprach- und Atmungsstörungen. Herausgegeben von Eva-Maria Krech. Mit einem Beitrag von Lutz Christian Anders. Mit einer Audio-CD. 2011.

Band 37 Hans Krech: Beiträge zur Sprechwissenschaft II. Die Behandlung gestörter S-Laute. Sprechkundliche Beiträge zur Therapie der Sigmatismen. Herausgegeben von Eva-Maria Krech. Mit einem Beitrag von Volkmar und Renate Clausnitzer. 2011.

Band 38 Hans Krech: Beiträge zur Sprechwissenschaft III. Ausgewählte Schriften zur Phonetik, Sprechkünstlerischen Gestaltung und Fachgeschichte. Herausgegeben von Eva-Maria Krech. Mit einem Beitrag von Eva-Maria Krech. Mit einer Audio-CD. 2013.

Band 39 Ines Bose / Baldur Neuber (Hrsg.): Interpersonelle Kommunikation: Analyse und Optimierung. 2011.

Band 40 Gottfried Meinhold / Baldur Neuber (Hrsg.): Irmgard Weithase – Grenzgänge. 2011.

Band 41 Angelika Braun / Christa M. Heilmann: SynchronEmotion. 2012.

Band 42 Sejin Park: Ausspracheabweichungen bei koreanischen Deutschlernenden und Empfehlungen für Ausspracheübungen. 2013.

Band 43 Lutz Christian Anders / Ines Bose / Ursula Hirschfeld / Baldur Neuber (Hrsg.): Aktuelle Forschungsthemen der Sprechwissenschaft 3. Phonetik, Rhetorik, Sprechkunst, Sprach- und Stimmstörungen. 2013.

Band 44 Ulrike Nespital: Wirkungen des funktionellen Nachvollzugs physiologischer Gesangsstimmen auf die Qualität der Sprechstimme. 2013.

Band 45 Ulrike Groß / Michael Thiergart (Hrsg.): Sprache und Musik. Hommage an Georg Heike. 2013.

Band 46 Augustin Ulrich Nebert: Der Tonhöhenumfang der deutschen und russischen Sprechstimme. Vergleichende Untersuchung zur Sprechstimmlage. 2013.

Band 47 Stephanie Kurtenbach / Ines Bose (Hrsg.): Gespräche zwischen Erzieherinnen und Kindern. Beobachtung, Analyse, Förderung. 2013.

www.peterlang.de